U0302470

浙江省周建扬名老中医传承工作室

常见内分泌代谢疾病
中医特色外治疗法

主 编　周建扬　翁思颖

副主编　王金贵　王麟鹏　刘宏飞　王伟珍　张增祥

编 委　（以姓氏首字母为序）

包烨华　江丹娜　李华南　刘继洪　卢益萍

芦 源　沈宏平　宋春英　宋鸿权　孙国铭

吴小燕　夏 纳　张 楠　张 涛　章思师

周建平

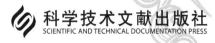
科学技术文献出版社
SCIENTIFIC AND TECHNICAL DOCUMENTATION PRESS

·北京·

图书在版编目（CIP）数据

常见内分泌代谢疾病中医特色外治疗法 / 周建扬，翁思颖主编. —北京：科学技术文献出版社，2022.8（2024.1重印）

ISBN 978-7-5189-9413-7

Ⅰ . ①常… Ⅱ . ①周… ②翁… Ⅲ . ①内分泌病—外治法 ②代谢病—外治法 Ⅳ . ① R259.8

中国版本图书馆 CIP 数据核字（2022）第 137235 号

常见内分泌代谢疾病中医特色外治疗法

策划编辑：薛士滨　责任编辑：刘英杰　张　睿　责任校对：张　薇　责任出版：张志平

出　版　者	科学技术文献出版社	
地　　　址	北京市复兴路15号　　邮编 100038	
编　务　部	（010）58882938，58882087（传真）	
发　行　部	（010）58882868，58882870（传真）	
邮　购　部	（010）58882873	
官 方 网 址	www.stdp.com.cn	
发　行　者	科学技术文献出版社发行　全国各地新华书店经销	
印　刷　者	北京虎彩文化传播有限公司	
版　　　次	2022 年 8 月第 1 版　2024 年 1 月第 2 次印刷	
开　　　本	710×1000　1/16	
字　　　数	152千	
印　　　张	9.75	
书　　　号	ISBN 978-7-5189-9413-7	
定　　　价	68.00元	

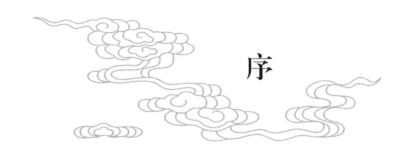

序

    自 2014 年国家中医药管理局政策法规与监督司和中华中医药学会联合牵办的中医药标准制修订项目开展至今,已有数十项"中医治未病技术操作规范"项目成为中华中医药学会标准,正式出版发行。周建扬主任作为其中《中医治未病技术操作规范——熏蒸》项目负责人,联合针刺、推拿、拔罐、艾灸、穴位贴敷、耳穴疗法等近 10 种操作规范起草人,对相关的中医外治法技术操作规范及应用等内容进行了论述,并结合她自身在中医治未病、中医内分泌代谢疾病研究方向多年的临床经验,时经 6 年,完成了这本针对内分泌代谢病中医外治法著作的编写。

    长期以来,中医外治法因种类丰富、适用范围广的特点深受大家喜爱,但也因此存在技术操作规范化难度大的特点。本次中医药标准制修订项目通过草案制订、会议研讨、专家评议、一致性评价验证等多项流程,历经数年,对多项中医外治法技术操作规范进行了标准化制定,并作为行业标准进行推广。希望本书的出版，能为中医外治法在养生保健及相关疾病治疗的规范化应用与推广中带来帮助。

天津中医药大学中医学院院长　郭义

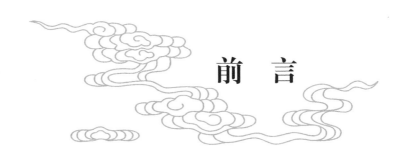

前　言

　　内分泌代谢疾病，尤其是糖尿病、甲状腺疾病，以及肥胖带来的血脂、尿酸升高等，近年来发病率逐渐增加，严重地影响了人们的身体健康与生活质量，也极大地增加了大家的经济负担。因此，预防和治疗这些疾病、控制其并发症的产生与发展，是当前每个医务人员迫切需要努力完成的任务。

　　医学有两个目标，一是治病，二是防病。目前，国家提出把"疾病的防治重心前移"，就是要把预防疾病的发生，即人民的健康放在第一位，将医学的重心由针对疾病的治疗逐步转向针对人体健康的管理。《黄帝内经》曰："是故圣人不治已病治未病"，可见这也非常符合我国古人提出的治未病理念。

　　中医适宜技术是一类安全有效、成本低廉、简便易学、疗效可靠的中医药技术，我们也把它称为"中医传统疗法""中医特色疗法"。其中的外治法，不仅能弥补中药汤、丸、散、膏剂必须口服及胃肠道刺激相对较大的不足，而且在预防及治疗疾病中亦有显著的疗效，越来越受到广大群众的欢迎。

　　几十年来，笔者长期致力于中医药防治糖尿病及相关内分泌代谢疾病的研究工作。近年来，中医"治未病"已成为中医药新兴的发展方向，中医"治未病"及中医体质学理论也已广泛应用到中医药内分泌代谢疾病防治研究工作中，笔者带队创建了宁波市中医院治未病中心，通过广泛查阅文献与长期临床实践，并结合课题研究等工作，观察到应用外治法防治内分泌代谢疾病，有着起效快、针对性强、刺激性小的特点，单独使用或配合中药汤、丸、膏剂联用，可起到事半功倍的效果，值得推广应用。

然而，外治法种类繁多，在各医疗单位及其他各类"养生保健"场所中的应用也很广泛，但却一直未将正规的技术操作规范很好地推广开来，因此存在着较大的医疗风险。国家卫生管理部门和国家中医药管理局为了发展中医药事业、规范中医适宜技术的应用，在2014年由国家中医药管理局政策法规与监督司和中华中医药学会联合牵办，共选入136项"中医治未病技术操作规范"，其中外治法36项。历经3年的草案制订、专家评议、临床验证等流程，在2018年11月，23项外治法的操作规范已正式公布并出版发行。本书在总论中所提及的部分外治法就是以此规范为基础总结而来，且未以指南、操作规范等形式发布过的外治法规范也是经大量的文献资料整理而得。本书共列举21种常用的外治法，在编写过程中，笔者得到了相关操作规范制定团队及黔西南州中医院内分泌科同僚们的指导与帮助，在此，笔者对他们的鼎力支持表示衷心的感谢！

内分泌代谢疾病多为慢性病，长期的疾病折磨会引发诸多的并发症，严重影响患者的生活质量，故本书增加了"功能性便秘""失眠"的内容。另外，针对外治法有能在一定程度上改变人体体质、预防疾病发生的功效，本书又增加了"亚健康状态阳虚证"

的外治法相关内容。

希望书中的内容能为热爱中医适宜技术的广大医务人员提供一定的帮助，万分感谢您对本书给予的关注！

编　者

目 录

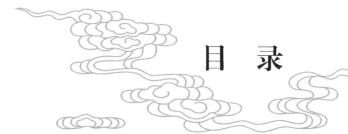

总　　论

第一章　中医外治法的概述

中医外治法是指在中医药理论基础上，融汇先进科学技术和思想，运用药、械、技等手段经体表进入人体以达到防治疾病的方法。

广义外治法：泛指除口服及单纯注射给药以外施于体表皮肤（黏膜）或从体外进行治疗的方法，音乐疗法、运动疗法等也包括在内。

狭义外治法：指用药物、手法或器械施于体表皮肤（黏膜）或从体外进行治疗的方法。

外治法存在皮肤给药、透皮问题及穴位经络调控等情况。

第二章　中医外治法的渊源

中医外治法有着悠久的历史。早在原始社会，人们用树叶、草茎之类外敷治疗猛兽所致的外伤及其他伤口，而逐渐发现有些植物外敷能减轻疼痛和止血，甚至可以加速伤口的愈合。1973 年长沙马王堆 3 号墓出土的最早医方专著《五十二病方》作为我国最早的医书，首次记载了外治疗法，书中称为"角法"，而兽角为其操作工具。"牡痔居窍旁，大者如枣，小者如核者，方以小角角之，如孰二斗米顷，而张角，絮以小绳，剖以刀。"即记录了用"角法"来治疗外痔。

我国最早的医著《黄帝内经》中也有诸多外治方法的记载，如针、灸、熏、贴、蒸、洗、熨、吸等诸多疗法。《灵枢・官能》："针之不为，灸之所宜。"《灵枢・经脉》："足阳明之筋……颊经有寒，则急，引颊移口，有热则筋弛纵，缓不胜收，故僻，治之以马膏，膏其急者，以白酒和桂，以涂其缓者。"被后世誉为膏药之治，开创了膏药之先河。

东汉医圣张仲景《伤寒杂病论》中也论述了烙、熨、敷、药涂等多种外治疗法。

唐代孙思邈的《备急千金要方》《千金翼方》集初唐以前外治法之大成，仅《备急千金要方》记录的外治方就有 1200 余首，涉及内、外、妇、儿、五官等各科病证，其中治疗内科系统疾病如用外治法治疗咳嗽、心悸、瘀结胀满、腹痛泄泻等，治疗方法较多，包括敷涂、热熨、灸法等。由于孙思邈继承和发扬了秦汉时期的医学经验，并经过一定的医学实践，总结出诸多行之有效的外治法，对这一时期外治法的发展起到了推动作用。

宋金元时期，也有不少医家注重外治法，如金元四大家之一李东垣应用朱砂、黄连、生地黄、生甘草等研末外敷治疗胃中痞满，用三棱针在足三里、气冲穴点刺放血治疗脾胃虚弱、湿热成痿等疾病。

清代《张氏医通》中有穴位贴敷基本处方，即白芥子涂法，以治疗冷哮为主。"夏月三伏中……方用白芥子净末一两，延胡索一两，甘遂、细辛各半两，共为细末。……姜汁调涂……十日后涂一次。如此三次。病根去矣。"

　　《理瀹骈文》是我国第一部中医外治疗法的专著。作者吴尚先，原名樽，又名安业，字师机、杖仙，号潜玉居士，浙江钱塘（今杭州市）人。《理瀹骈文》用药特点：吴氏提出外治用药须用药味厚重者，方能有效，药性平和之品，效能甚微，主张"运用药物组方，就中去平淡无力味，易于他方厚味之品"。吴氏曰："不解外治二字之义而目为疡科者，固可不议也。"就是针对当时社会上的某种偏见而发的。吴氏认为，内服汤药与外贴膏药有"殊途同归"之妙。他在《理瀹骈文·略言》中说道："凡病多从外入，故医有外治法，经文内取、外取并列，未尝教人专用内治也。剎上用嚏，中用填，下用坐，尤捷于内服。"嚏，是指一种搐鼻取嚏的外治方法，用治疗外感风寒。填，是指一种用药末填罨肚脐的外治方法，用于治疗各种内病。坐，是指一种用坐药取下的外治方法，用于治疗水肿、便秘等。确实，其收效迅捷胜过内服。外感风寒时应用嚏法，连打几十个喷嚏后，浑身燥热，顿感神清气爽，不必服药。其实，从生理学角度看，打喷嚏原本就是人体自御风寒的一种功能，嚏法仅仅是因势利导而已。吴氏又从《难经》中"脏病止而不移，其病不离其处"两句话中悟出，用膏药外贴也能治疗脏腑之疾。于是他将其汤剂熬成膏药，变内治为外治，都取得了很好的疗效。吴氏曾曰："尝有心病神不归舍者，医用黄连鸡子汤及补心丹等不效，余以膏贴之（《证治准绳》牛心方加减），而外越之神自敛。又有心病不寐者，医用心肾汤等不效，余以膏贴之（《千金方》龟板方加减），而阴气复即瞑。"此乃"诚以服药须从胃入，再由胃分布，散而不聚，不若膏药之扼要也"。因为内服药必须通过胃、肠的消化吸收，才能进入血脉输布到达病部，且对肝、肾有损害。而外治则能集中优势兵力直捣疾病的巢穴，故收效神速，且无毒副作用。

　　近年来，随着现代科学技术的不断进步，各种现代设备不断问世，因此在治疗内分泌疾病方面的外治法也逐渐增多。仪器方面，有红外线治疗仪、直流电子导入仪等；针疗方面，除体针、耳针、梅花针外，各种新疗法如穴位注射、封闭疗法、埋线疗法等在治疗内分泌疾病方面也各显神通。相信随着科学技术的不断发展，中医外治法将得到不断地完善和提高，为促进人类健康作出更大的贡献。

第三章　常用的中医外治法

中医外治法种类繁多，可分为以下几种。

①非药物治疗：针灸、推拿、拔罐、耳针、耳穴按摩、蜡疗（单纯蜡疗）、气功、穴位埋线、刮痧、推拿、刺络放血疗法等。

②药物治疗：贴敷、艾灸、熏蒸、灌肠、耳穴压豆、耳穴贴膏、蜡疗（中药蜡疗）、穴位注射、脐火疗法、熥疗、发疱疗法、熏洗、足浴等。

③手术疗法（略）。

④运动疗法：传统保健功法——五禽戏、八段锦、十二段锦、太极拳、导引养生功十二法等。

⑤音乐疗法。

中药外用治疗主要通过以下机制起作用：通过皮肤、管腔黏膜给药治疗或加器械刺激治疗，如敷贴疗法、熏洗、熏蒸、拔罐、刮痧、经皮电刺激等；通过经络、腧穴治疗，如艾灸（热敏灸）、脐疗、穴位贴敷、穴位埋线、推拿等；其他如传统保健功法，又称健身气功，是以自身形体活动、呼吸吐纳、心理调节相结合为主要运动形式的民族传统体育项目，能增强人体的防病能力。

这些方法大多历代相传又推陈出新，经过长期临床实用，疗效确切，安全可靠。但是，中医外治法也必须以辨证施治为原则，根据每个患者的体质而行，体质辨识是论治的前提和依据，只有明确病变的阴阳、表里、虚实、寒热等属性，抓住疾病本质，把握病证的标本、轻重、缓急，才能正确施治，达到预期效果。若虚实不明、寒热不辨、表里混淆、阴阳不分，不但难以奏效，而且可能导致病情恶化。现将内分泌代谢疾病常用中医外治法的种类、定义、操作方法、注意事项、禁忌证等介绍如下。

一、针刺疗法

（一）定义和分类

针刺疗法是应用针具刺入人体经络腧穴并施以一定手法，通过调节营卫气血、调整经络脏腑功能而防治疾病的一种方法。根据不同的针刺部位分为体针、耳针、头针、眼针、腹针、足针等；根据不同的针具分为毫针、芒针、三棱针、锋针、梅花针等；根据不同配合方法分为温针、火针等。

（二）针刺疗法的部分名词解释

①毫针：针灸临床使用最多的一种针具，分为针尖、针体、针根、针柄、针尾5部分。

②刺手：针刺治疗时，执针进行操作的手，一般为右手。

③押手：针刺治疗时，配合刺手按压穴位局部，协同刺手进针、行针的手，一般为左手。

④行针：毫针进针后，为了使受术者产生针刺感应，或进一步调整针感的强弱，以及使针感向某一方向扩散、传导而采取的操作方法。

⑤得气：毫针进针后在腧穴部位所产生的酸、麻、胀、重等感觉，又称针感或针刺感应，表示经气已至针下。

（三）操作步骤与要求

1. 施术前的准备

（1）针具的选择

1）临床所使用的毫针针具应符合规范针灸针的规定。

2）根据受术者的体质、年龄、病情和腧穴部位的不同，选用不同规格的毫针。短毫针主要用于皮肉浅薄部位的腧穴，作浅刺之用；长毫针多用于肌肉丰厚部位的腧穴，作深刺、透刺之用；平柄针和管柄针主要在进针器或进针管的辅助下使用。

3）为防止针刺意外事故的发生和交叉感染，应使用一次性毫针，在每次使用前，均应严格检查。如发现有损坏等不合格者，应予剔除。

（2）部位选择

腧穴定位应符合相关的规定。

（3）体位选择

针刺时对受术者体位的选择，应以施术者能够正确取穴、施术方便、受术者在留针和行针时感到舒适并能持久保持为原则，受术者常用的体位有卧位和坐位。

中医特色外治疗法

1）卧位

下列为常用卧位体位：

①仰卧位：适用于头面部、颈部、胸腹部、四肢的腧穴。

②俯卧位：适用于头部、颈部、腰背部、四肢的腧穴。

③侧卧位：适用于腰背部及单侧头面部、颈部、四肢等身体侧面的腧穴。

2）坐位

下列为常用坐位体位：

①仰靠坐位：适用于头面部、颈部、上肢和胸部的腧穴。

②俯伏坐位：适用于头部、颈部、上肢和肩背部的腧穴。

③侧伏坐位：适用于头面部、耳部、颈部、上肢和肩背部的腧穴。

3）特殊体位

视取穴的位置而定，以受术者舒适、可持久保持、施术者易于操作为原则。

2. 环境要求

应注意环境清洁卫生，避免污染，环境温度应保持 26 ℃左右，并注意避风。

3. 消毒

①施术者消毒：施术者双手应先用肥皂水清洗干净，再用 75% 乙醇擦拭。

②针刺部位消毒：应选用 75% 乙醇棉球在施术部位由中心向外环形擦拭。强刺激部位宜用 0.5%~1% 碘伏棉球消毒。

③针具消毒：可选择压力蒸汽灭菌。针具使用前至少经压力蒸汽灭菌 1 次，压力蒸汽灭菌应符合规范的消毒规定。建议选择一次性无菌针具，须注意一次性无菌针具的保质期。

4. 施术方法

（1）进针法

1）单手进针法

术者以拇指、食指持针，中指端抵住腧穴，指腹紧靠针身下段。当拇指、食指向下用力按压时，中指随之屈曲，将针刺入，直刺至所要求的深度。实际上，此法是以刺手的中指代替了押手的作用，具有简便、快捷、灵活的特点。该法多用于较短毫针的进针。

2）双手进针法

即左右双手配合，协同进针。根据押手辅助动作的不同，又分为爪切进针法、夹持进针法、提捏进针法、舒张进针法四种。

①爪切进针法：押手拇指或食指的指甲掐切腧穴皮肤，刺手持针，针尖紧靠押手指甲缘迅速刺入穴位。适用于较短毫针刺入肌肉丰厚部的穴位。

②夹持进针法：押手拇、食二指持消毒干棉球，裹住针体下端，露出针尖，刺手拇、食二指持针柄，针尖对准腧穴，刺手、押手同时协调用力，迅速将针刺入皮下。适用于较长毫针进针。

③提捏进针法：押手拇、食指将欲刺腧穴两旁的皮肤轻轻提捏起，刺手持针从提捏的腧穴上端刺入。适用于皮肉浅薄处进针，如面部穴位的进针。

④舒张进针法：押手食、中指或拇、中指将所刺腧穴部位皮肤撑开绷紧，刺手持针刺入。适用于皮肤较松弛或有皱纹处进针，如腹部穴位的进针。

3）管针进针法

将针先插入用玻璃、塑料或金属制成的比针短7.5毫米（3分）的小针管内，触及腧穴表面皮肤；押手压紧针管，刺手食指对准针尾弹击，使针尖迅速刺入皮肤；然后将针管去掉，再将针刺入穴内。适用于儿童和惧针者。

（2）基本补泻手法

1）提插补泻法

补法：针下得气后，先浅后深，重插轻提，提插幅度小，频率慢，操作时间短，以下插用力为主者是为补法。

泻法：针下得气后，先深后浅，轻插重提，提插幅度大，频率快，操作时间长，以上提用力为主者是为泻法。

2）捻转补泻法

补法：针下得气后，捻转角度小，用力轻，频率慢，操作时间短，结合拇指向前、食指向后（左转用力为主）者为补法。

泻法：针下得气后，捻转角度大，用力重，频率快，操作时间长，结合拇指向后、食指向前（右转用力为主）者为泻法。

3）呼吸补泻法

补法：随着受术者呼气时进针，得气后，受术者呼气时行针、吸气时出针为补法。

泻法：随着受术者吸气时进针，得气后，受术者吸气时行针、呼气时出针为泻法。

4）开阖补泻法

补法：出针后迅速按压针孔为补法。

泻法：出针时摇大针孔而不按为泻法。

（3）针刺角度与方向

直刺法：针体与皮肤呈90°，垂直刺入皮肤，适用于大多数穴位，浅刺与深刺均可。

斜刺法：针体与皮肤呈45°，倾斜刺入皮肤，适用于控制针感方向。

横刺法：针体与皮肤呈15°，横向刺入皮肤，适用于头面部、胸背及肌肉浅薄处。

（4）留针

将针刺入腧穴后，留置20～30分钟，施术者可根据病情来确定留针时间，在此期间可行针。

（5）出针

押手持消毒干棉签或夹有消毒干棉球的止血钳（或镊子）轻压针刺部位，刺手拇、食指持针柄，将针退出皮肤后，立即用棉签或棉球按压针孔，以防止出血。

5. 施术后处理

施术后受术者稍事休息，施术者清点出针针数，避免针具遗留。观察出针后受术者是否出现晕针、针孔局部出血或血肿等情况。如有针刺异常情况出现则应按照针刺异常情况相关的规定进行处理。待受术者生命体征平稳、情绪稳定后方可离开。

（四）注意事项

①废针处理参照中华人民共和国国务院令（第380号）《医疗废物管理条例》；施术过程中，如某些刺法需要触及针体时，应当用消毒棉球作为间隔物，施术者手指不宜直接接触针体。

②行针时，提插幅度和捻转角度的大小、频率的快慢、时间的长短等，应根据受术者的具体情况和施术者所要达到的目的而灵活掌握。

③头、目等部位应注意针孔的按压。对于头皮、眼周围等易出血的部位，出针时尤应注意，出针后急用干棉球按压，此时按压要适度着力，切勿揉按，以免出血，对于留针时间较长者，出针后亦应按压针孔。

④根据不同体质情况选用相应的毫针针刺方案。

（五）禁忌证

①饥饿、饱食、醉酒、愤怒、情绪激动、过度惊吓、过度疲劳、精神紧张者，不宜立即进行针刺。

②体质虚弱、气血亏损者，其针感不宜过重，应尽量采取卧位行针。

③针刺时应避开大血管，腧穴深部有脏器时应掌握针刺深度，切不可伤及脏器。

④小儿囟门未闭合时，囟门附近的腧穴不宜针刺；小儿不易配合，所以一般不留针。

⑤头部颅骨缺损处或开放性脑损伤部位禁针。

⑥患有严重心脏病、重度糖尿病、重度贫血、急性炎症和心力衰竭者禁针。

⑦急性传染性疾病者禁针。

⑧有凝血功能障碍者不宜针刺。

⑨孕妇不宜针刺下腹部、腰骶部及三阴交、合谷、至阴等对胎孕反应敏感的腧穴。

⑩皮肤感染、破损、溃疡、瘢痕部位，肿瘤部位，心脏附近，皮下安装心脏起搏器处，除特殊治疗需要外，均不宜在患部直接针刺。

⑪不明原因的肿块部位禁针。

⑫使用电针、电热针等电磁特种针具前，应询问受术者是否具有心脏起搏器等精密金属植入物，有精密金属植入物者应禁用电磁特种针具。

附　刺络疗法

刺络疗法又称"放血法"，是用消毒的三棱针刺破某些穴位或部位表皮的小静脉，放出血液的方法，具有活血消肿、开窍泄热、通经活络的作用。

操作要点：有点刺、散刺、挑刺、斜刺4种刺法。操作时先行皮肤常规消毒，用三棱针或粗毫针对准穴位速刺速出，但不宜深刺，切勿刺伤深部动脉，出血后切不可立即用指压止血，待其流出微量自止，创口残血需拭净涂以碘伏防止感染。一般每天或隔天针治1次，3~5次为1个疗程。病情严重时也可每天针治2次。如治疗出血较多，每周治疗1~2次为宜。

注意事项：

中医特色外治疗法

①三棱针刺激颇强，治疗时须注意患者体位是否舒适，相互配合，注意预防晕针。

②由于三棱针针刺后针孔较大，必须严格消毒，以防感染。

③点刺、散刺必须做到浅而快，切勿刺伤动脉，出血不宜过多，一般以数滴为宜。

④身体虚弱、气血两亏、常有自发性出血或损伤后出血不易止住者，不宜使用。

二、拔罐疗法

（一）定义与分类

1. 拔罐的定义

排除杯、筒或罐内空气，以产生负压，使其吸附于体表，从而达到治疗疾病的方法。具有活血、行气、止痛、消肿、散结、退热、祛风、散寒、除湿、拔毒等作用。

2. 罐的分类

主要有玻璃、塑料、竹子、陶瓷、橡胶等制成的圆筒型扣吸器具。

（二）方法

①火罐法：利用点火燃烧排除罐内空气造成负压的拔罐疗法。

②水罐法：利用空气热膨胀原理，通过蒸汽、水煮等方法造成罐内负压的拔罐疗法。

③抽气罐法：用特制的罐，利用罐底的橡皮活塞接通吸引器，抽去罐内空气，形成负压，使罐吸附于皮肤上的拔罐方法。

④针罐法：针刺留针时，在针刺部位配合拔罐的方法。

⑤推拿罐法：在推拿的过程中，结合拔罐的方法。

（三）操作步骤与要求

1. 施术前准备

1）罐具：根据操作部位、操作方法的不同，选择相应的罐具。将罐具对准光源以确定罐体完整无裂痕，用手触摸以确定罐口内外光滑无毛糙。对罐具消毒，罐的内壁应擦拭干净。

2）部位：应根据治未病目的选取适当的操作部位。常用部位为具有保健和防治疾病作用的相关腧穴及肌肉丰厚处。

3）体位：应选择受术者舒适且能持久保持且施术者便于操作的体位。

4）受术者：应保持全身肌肉放松，并做好充足的心理准备。施术者应注意观察受术者状态，如有紧张、恐惧、焦虑或肌肉紧张等情况出现，应做心理减压辅导，严重者应及时终止操作。

5）环境：应保持环境清洁卫生，避免污染，环境温度应保持在 26 ℃左右。

2. 消毒

（1）罐具的消毒

对不同材质、用途的罐具可用不同的消毒方法。消毒效果评价按相关的规定。

①玻璃罐具及塑料罐具用 75% 乙醇棉球反复擦拭消毒，或用浓度 2000 毫克/升的 84 消毒液浸泡消毒至少 30 分钟后进行清洗，消毒液应每日更换 1 次。

②竹制罐具可用煮沸消毒，或用 75% 乙醇棉球反复擦拭消毒。

③对于有血液、脓液污染的罐具应专罐专用，并用浓度 20 克/升的戊二醛浸泡消毒 45 分钟，或用浓度 5.5 克/升的邻苯二甲醛消毒液浸泡消毒 12 分钟。

（2）施术部位的消毒

一般拔罐的部位不需要消毒，应保持施术部位皮肤清洁。应用针罐法、刺络放血法时使用 75% 乙醇或 0.5%～1% 碘伏棉球在施术部位消毒。

（3）施术者的消毒

施术者双手可用肥皂水清洗干净，应用针罐法、刺络拔罐法时再用 75% 乙醇棉球擦拭。

3. 施术方法

（1）火罐法

①闪火法：用一手持夹住 95% 乙醇棉球的夹持器（如镊子、止血钳、持针器等），另一手握住罐体，罐口朝下，将棉球点燃后立即伸入罐内（以罐口与罐底的外 1/3 与内 2/3 处为宜），快速摇晃旋转 1～3 圈随即退出，速将罐扣于应拔部位。

注：点火前应检查棉球的乙醇吸附量，以乙醇不滴落为度。

中医特色外治疗法

②投火法：将易燃软质纸片（卷）点燃后投入罐内，迅速将罐扣于应拔部位。

注：此过程应特别注意防止烫伤。

③贴棉法：将直径 1～2 厘米的 95% 乙醇棉片紧贴于罐内壁适当位置（远离罐口，一般以中部为宜），点燃棉片后迅速将罐扣于应拔部位。

（2）水罐法

①水煮法：将竹罐放入水中或药液中煮沸 2～3 分钟，然后用镊子将罐倒置（罐口朝下）快速夹起，迅速用多层干毛巾捂住罐口片刻，以吸去罐内的水液或药液，降低罐口温度，但保持罐内热气，趁热快速将罐扣于应拔部位，然后轻按罐具 30 秒左右，令其吸牢。

②蒸汽法：将水或药液（液体水平面勿超过壶嘴）在小水壶内煮沸，至水蒸气从壶嘴或套于壶嘴的皮管内大量喷出时，将壶嘴或皮管插入罐内 2～3 分钟后取出，速将罐扣于应拔部位。

（3）抽气罐法

先将抽气罐紧扣在施术部位，用抽气筒将罐内的部分空气抽出，使其吸拔于皮肤上。

（4）其他罐法

如拔挤气罐、电磁罐、远红外罐、药物多功能罐等，可根据其说明书操作。

4. 应用方法

（1）单纯拔罐法

1）闪罐法：用闪火法将玻璃罐吸拔于应拔部位，随即取下，再吸拔，再取下，反复吸拔至局部皮肤潮红，或罐体底部发热为度。

注：①闪罐频率一般为 10～30 次/分钟，闪罐持续操作时间一般为 3～10 分钟，动作要迅速而准确，必要时也可在闪罐后留罐。②若罐体和（或）罐底已发热，应更换玻璃罐以防止烫伤。

2）留罐法：将吸拔在皮肤上的罐具留置一定时间，至局部皮肤潮红，甚或皮下瘀血呈紫黑色后再将罐具取下。

3）走罐法：先于施罐部位涂抹适量润滑剂（如走罐油、刮痧油、凡士林、医用甘油、液状石蜡、润肤霜等），也可用温水或保健中药液，或将罐口涂上油剂，待用罐具吸拔后，单手或双手握住罐体，略用力将罐具沿着一定路线或部位反复推拉。

注：以走罐部位皮肤潮红或紫红为度，推罐时应用力均匀，保持罐压以防止罐具漏气脱落。

4）排罐法：沿某一经脉或某一经筋的体表位置顺序成行排列吸拔多个罐具。

5）揉罐法：待用罐具吸拔后，双手交叠握住罐体上部向下按压，同时做小幅度回旋揉动，带动罐下皮肤一起回旋运动，持续操作时间一般为1分钟，稍作停留后可继续按揉，反复操作3～5次。

6）针罐法

①留针拔罐：在毫针针刺留针时，以针为中心拔罐，留置后起罐、起针。

②出针拔罐：在出针后，立即于该部位拔罐，留置后起罐，起罐后再用消毒干棉球将拔罐处擦净。

③刺络拔罐法：用刺血工具（如三棱针、皮肤针等）刺络出血后，再行拔罐、留罐。起罐后用消毒干棉球擦净血迹，刺络部位用无菌敷料或创可贴贴护。

注：三棱针的技术操作规范见相关规定，皮肤针的技术操作规范见相关的规定。

（2）起罐方法

①一般起罐方法：一手握住罐体腰底部稍倾斜，另一手拇指或食指按压罐口边缘的皮肤，使罐口与皮肤之间产生空隙，空气进入罐内，即可将罐取下。

②抽气罐的起罐方法：提起抽气罐上方的塞帽使空气注入罐内，罐具即可脱落。也可按一般起罐方法起罐。

③水罐的起罐方法：为防止罐内有残留水（药）液漏出，若吸拔部位呈水平面，应先将拔罐部位适当倾斜后再起罐，并在低于罐口处放置适量干棉球后，再用一般方法起罐。

（四）施术后处理

1. 拔罐的正常反应

在拔罐处若出现点片状紫红色瘀点、瘀斑，或兼微热痛感，或局部发红，或微觉瘙痒，片刻或3～5天后消失，恢复正常皮色，皆是拔罐的正常反应，不应搔抓，一般可不予特殊处理。

2. 拔罐的善后与处理

①起罐后应用消毒棉球轻轻拭去拔罐部位罐斑上的小水珠。

②起罐后如果出现小水疱，只要不擦破，可任其自然吸收。若水疱较大，可在局部常规消毒后，用一次性消毒针从疱底刺破放出疱液，或用一次性注射器从疱底刺入并抽吸疱液，再用无菌敷料覆盖。

③若出血应用消毒棉球拭净。

④若皮肤破损，应常规消毒，并用无菌敷料覆盖。若用拔罐治疗疮痈，起罐后应用消毒棉球拭净脓血，并常规处理疮口，用无菌敷料覆盖。

⑤处置妥当后，嘱受术者休息 5～15 分钟后再离开治疗室，嘱其隔 1～3 天后再做治疗，具体治疗间隔时间视受术者体质与皮肤反应而定。

（五）注意事项

①拔罐部位宜充分暴露，施术过程应注意保暖。若毛发较多影响操作，在征得受术者同意后，可剃去拔罐部位毛发。

②面部、双肩、咽区、前胸区等易暴露部位，须向受术者说明可能会留下罐斑，在征得其同意后方可拔罐，并注意留罐时间不宜过长。

③受术者体位应舒适且可持久保持，局部宜舒展、松弛，勿移动体位，以防罐具脱落。

④留针拔罐，选择罐具宜大，毫针针柄宜短，针刺不宜过深，以免吸拔时罐具碰触针柄而造成损伤。

⑤年老者、儿童、体质虚弱及初次接受拔罐者，拔罐数量宜少，留罐时间宜短。妊娠妇女及婴幼儿慎用拔罐疗法。

⑥起罐操作时不应硬拉或旋转罐具，否则会引起疼痛，甚至损伤皮肤。

⑦拔罐手法要熟练，动作要轻、快、稳、准。用于燃火的乙醇棉球，不应吸含乙醇过多，以免拔罐时滴落到受术者皮肤上而造成烧烫伤。若不慎出现烧烫伤，按外科烧烫伤常规处理。

⑧燃火伸入罐内的位置，以罐口与罐底的外 1/3 与内 2/3 处为宜。

⑨拔罐过程中如果出现拔罐局部疼痛难忍，宜减压放气，或立即起罐。

⑩拔罐过程中若出现头晕、胸闷、恶心欲呕、肢体乏力、冷汗淋漓，甚至一过性意识丧失等晕罐现象，处理方法是立即起罐，使受术者呈头低脚高卧位，必要时可饮用温开水或温糖水，或掐按人中穴等急救穴位。密切注意血压、心率、呼吸、血糖等生命体征变化，严重时按晕厥处理，对症采取急

救措施。

⑪留罐时间可根据年龄、病情、体质等情况而定，一般留罐时间为 5 ～ 15 分钟。肌肤反应明显者、皮肤薄弱者、糖尿病受术者及老人与儿童留罐时间不宜过长。

⑫治疗间隔时间按受术者局部皮肤反应和体质情况决定，同一部位拔罐一般隔 1 ～ 3 天 1 次，每周治疗 2 ～ 3 次；以拔罐 7 ～ 10 次为一个施术周期；两个施术周期之间应间隔 3 ～ 5 天（或等罐斑痕迹消失）。

⑬施术部位应注意防止感染。

⑭针对不同体质人群拔罐操作方法也不同。

（六）禁忌证

①急性危重疾病、严重心脏病、心力衰竭者不宜拔罐。

②皮肤高度过敏者、接触性传染病及皮肤肿瘤（肿块）部位、皮肤溃烂部位禁用。

③有血小板减少性紫癜、血友病等凝血功能异常疾病者禁用。

④心尖区、体表动脉搏动处及静脉曲张处禁用。

⑤精神分裂症、抽搐、高度紧张及不合作者不宜拔罐。

⑥急性外伤性骨折部位、中度和重度水肿部位禁用。

⑦瘰疬、疝气处及活动性肺结核者禁用。

⑧眼、耳、口、鼻等五官孔窍部禁用。

⑨佩戴心脏起搏器等精密金属植入物的受术者，禁用电磁罐。

⑩醉酒者、过于消瘦者不宜拔罐。

三、耳穴疗法

（一）耳穴治疗的分类及其定义

1. 耳穴治疗的分类

耳穴治疗方法有耳穴毫针法、耳穴压丸法、耳穴刺络法、耳穴埋针法、耳穴电针法、耳穴火针法、耳穴贴膏法、耳穴温灸法、耳穴按摩法等。

2. 耳穴治疗的定义

耳穴毫针法：使用毫针刺入耳穴以防治疾病的一种方法。

耳穴压丸法：是临床上应用最为广泛的方法，其是在耳部反应点贴上王不留行籽或磁珠或其他丸状物，给予适度的揉、按、捏、压，使其产生酸、麻、胀、痛等刺激感，以达到防治疾病的一种外治疗法。

耳穴刺络法：使用针具点刺耳穴络脉使其出血以防治疾病的一种方法。

耳穴埋针法：使用皮内针埋入耳穴以防治疾病的一种方法。

耳穴电针法：用电针仪输出脉冲电流通过毫针等作用于耳穴以防治疾病的一种方法。

耳穴火针法：使用特制的针具将针在火上烧红后点灼耳穴以防治疾病的一种方法。

耳穴贴膏法：使用特制膏药贴敷于耳穴以防治疾病的一种方法。

耳穴温灸法：使用艾条或特制灸制品温灸耳穴以防治疾病的一种方法。

耳穴按摩法：运用按摩手法刺激耳郭及相应耳穴以防治疾病的一种方法。

（二）操作方法与步骤

1. 耳穴毫针法

（1）针具选择

选用无菌针具，针具规格根据服务对象具体情况而定，针身长度不宜超过25毫米，直径不宜超过0.25毫米。

（2）体位选择

常采用坐位，年老体弱、病重或精神紧张者采用卧位。

（3）定穴和消毒

根据服务对象情况选取相关耳穴，用75%乙醇或0.5%~1%的碘伏棉球或棉棒消毒耳郭相应部位。

（4）进针

操作者用一手拇指、食指固定耳郭，中指托着针刺部位的耳背，另一手拇指、食指持针，在选好的穴位处进针。刺入深度应视耳郭局部的厚薄灵活掌握，以不刺穿耳郭为度。刺入耳穴后，若局部无针感，应调整针刺的方向、深度和角度以增强针感。刺激强度和手法依体质、症状、证型、耐受度等方面综合考虑。

进针方法主要有3种：

①捻入法：操作者一手固定耳郭，另一手拇指、食指持针柄，将针尖对准耳穴，边捻转，边进针。

②速刺法：操作者一手固定耳郭，另一手持针，针尖对准耳穴，迅速将针刺入耳穴中。

③管针法：操作者一手拇指与食指持一次性无菌管针，管针针口垂直对准穴位，另一手食指对准针柄上方，用食指叩打或中指弹击针尾，即可使针刺入耳穴中。

（5）留针和出针

留针时间15～30分钟，慢性病、疼痛性疾病留针时间适当延长。出针时迅速将毫针拔出，除特殊需要外，用消毒干棉球轻压针孔片刻，以防出血。

2. 耳穴压丸法

①体位选择：常采用坐位，年老体弱、病重或精神紧张者采用卧位。

②定穴和消毒：根据服务对象情况选取相关耳穴，用75%乙醇或0.5%～1%的碘伏棉球或棉棒擦拭耳郭相应部位。

③贴压操作：根据服务对象的情况选择不同的贴压材料，操作者一手固定耳郭，另一手用镊子将贴有一丸状物（如药籽、磁珠等）的胶布对准穴位贴压。刺激耳穴时要在穴位处垂直逐渐施加压力，注意刺激强度。根据服务对象具体情况，每天自行按压3～5次，每次每穴按压30～60秒，3～5天更换1次，双耳交替。

④刺激强度：刺激强度以服务对象具体情况而定，儿童、孕妇、年老体弱、神经衰弱者以轻刺激，急性疼痛性病证以强刺激。

3. 耳穴刺络法

①体位选择：常采用坐位，年老体弱、病重或精神紧张者采用卧位。

②按摩全耳：进行全耳按摩，使耳郭充血发热。

③定穴和消毒：根据服务对象情况选取相关耳穴，用75%乙醇或0.5%～1%的碘伏棉球或棉棒擦拭耳郭相应部位。

④刺络操作：操作者一手固定耳郭（穴位），另一手拇指、食指持针迅速点刺耳穴，刺入深度约1.5毫米，针刺后用无菌干棉球或75%乙醇棉球擦拭放血部位，双手拇指、食指轻轻挤压放血耳穴部位周围，使其出血。实证、热证、痛证、炎症放血量为20～50滴，虚证放血量为5～10滴，3～7天1次。双耳交替操作，施术后以无菌干棉球或棉签压迫止血。

4. 耳穴埋针法

①体位选择：常采用坐位，年老体弱、病重或精神紧张者采用卧位。

②定穴和消毒：根据服务对象情况选取相关耳穴，用 75% 乙醇或 0.5%~1% 的碘伏棉球或棉棒擦拭耳郭相应部位。

③埋针操作：操作者一手固定耳郭，另一手用镊子或止血钳夹住皮内针，把皮内针刺入耳穴，用医用胶布固定并适度按压。嘱服务对象定时按压，留置 3~5 天后取出皮内针，并消毒埋针部位。

5. 耳穴电针法

①体位选择：常采用坐位，年老体弱、病重或精神紧张者采用卧位。

②定穴和消毒：根据服务对象情况选取相关耳穴，用 75% 乙醇或 0.5%~1% 碘伏棉球或棉棒擦拭耳郭相应部位。

③进针：操作者一手固定耳郭，另一手持针刺入耳穴，刺入深度应视耳郭局部的厚薄灵活掌握，以不刺穿耳郭为度。若局部无针感，应调整针刺的方向、深度和角度以增强针感。刺激强度和手法应依据体质、症状、证型、耐受度等方面综合考虑。

④通电和留针：针刺获得针感后，宜选 1~3 对主要穴位，连接电针仪，通电时间一般以 10~20 分钟为宜。每天或隔天 1 次，一般 7~10 次为一疗程，每个疗程间隔 2~3 天。根据服务对象情况选取合适的电针参数（具体见规范）。

⑤电针导线连接穴位的方法：一对导线正负极应连接在同侧耳郭，针刺两个穴位以上时，应选择距离较远的两个穴位相配，通电时配对的毫针不能接触。取单一穴位时，一根导线连接耳穴毫针处，另一导线应捏在服务对象的手中。

⑥出针：电针治疗完成后，应缓慢调节强度按钮或按键，使输出强度调至零位，关闭电针仪电源，除去导线，再起针。

6. 耳穴火针法

①体位选择：常采用坐位，年老体弱、病重或精神紧张者采用卧位。

②定穴和消毒：根据服务对象情况选取相关耳穴，用 75% 乙醇或 0.5%~1% 的碘伏棉球或棉棒擦拭耳郭相应部位。

③火针操作：一手把耳郭稍向外拉开，以充分暴露需要针刺的耳穴；另一手拇指与食指执笔样持住特制针具的上 1/3 处，在酒精灯上加温后，迅速点灼选取的耳穴部位，每穴点灼 1 下即可。每周点灼 1~2 次。

7. 耳穴贴膏法

①体位选择：常采用坐位，年老体弱、病重或精神紧张者采用卧位。

②定穴和消毒：根据服务对象情况选取相关耳穴，用 75% 乙醇或 0.5%～1% 的碘伏棉球或棉棒擦拭耳郭相应部位。

③贴膏操作：根据服务对象情况选择不同功效的贴膏。操作者一手固定耳郭，另一手用镊子取已准备好的贴膏对准穴位贴敷。根据膏药刺激量和服务对象的耐受程度决定贴敷时间和频次。一般 3～5 天更换 1 次。

8. 耳穴温灸法

（1）体位选择

常采用坐位，年老体弱、病重或精神紧张者采用卧位。

（2）定穴和消毒

根据服务对象情况选取相关耳穴，用 75% 乙醇或 0.5%～1% 的碘伏棉球或棉棒擦拭耳郭相应部位。

（3）温灸操作

①艾条温和灸：操作者手持艾条将燃着的一端对准施灸耳穴，距施灸部位皮肤 2～3 厘米，固定不动，以施灸处皮肤有温热感并出现红润为度，每次灸 1～3 个穴，每穴灸 3～5 分钟为宜。

②艾条雀啄法：操作者手持艾条将燃着的一端对准施灸耳穴，距施灸耳穴皮肤 2～3 厘米，如小鸟啄食一样，一上一下、忽近忽远落于皮肤施灸，以灸处皮肤有温热感并出现红润为度，每次灸 1～3 个穴，每穴灸 5～10 分钟。

③特制器具灸：用特制的耳穴灸器具施灸。

9. 耳穴按摩法

（1）体位选择

常采用坐位，年老体弱、病重或精神紧张者采用卧位。

（2）定穴和消毒

根据服务对象情况选取相关耳穴，用 75% 乙醇棉球或 0.5%～1% 的碘伏棉球擦拭耳郭相应部位。

（3）按摩手法

以手指、手掌或耳穴按摩棒揉压穴位，用一定刺激量使穴区有酸、胀、痛、麻感，以达保健、治疗效果。按摩方法主要是以下 3 种。

①点按法：用探棒或手指指尖点按相关的穴位，压力由轻到重，至局部胀痛、发热为宜，每穴 1～2 分钟。

②掐按法：用一手拇指对准耳前穴位点，食指对准穴位耳背相对应部位进行掐按，力度由轻到重，直到局部胀痛、发热为宜。

③揉按法：用探棒、手掌或食指尖对准耳郭相应部位或穴位进行揉按，压力由轻到重，至局部胀痛、发热为宜。

（4）日常耳穴保健按摩法

1）全耳腹背面按摩法：手摩擦使掌心劳宫穴发热，先将劳宫穴对准耳郭前（腹）面，做耳郭前面按摩；然后按摩耳郭后（背）面，按摩耳郭前面及后面至耳郭发热，20～30下/次，一天2～3次。

2）手摩耳轮按摩法：以拇指、食指沿耳轮由轮4向上至轮1，然后沿耳尖向前至耳轮脚，反复按摩至耳轮发热，20～30下/次，一天2～3次。

3）提拉耳尖法：以拇指、食指捏耳郭上部，先揉捏，再往上提拉，至此处充血发热，20～30下/次，一天2～3次。

4）揪拉耳垂法：拇指、食指前后对捏，夹捏住耳垂部先向下然后再向外揪拉、摩擦，至耳垂充血发热，20～30下/次，一天2～3次。

5）全耳按摩法：以食指指腹自三角窝开始摩擦耳甲艇、耳甲腔各20～30下/次，一天2～3次。

6）分区按摩法：①对耳屏按摩法：以拇指、食指揉捏对耳屏，顺其走行方向由前下方向外上方来回按摩，使其有胀痛感或发热感，按摩耳甲艇20～30下/次，一天双侧耳甲艇各2～3次。②耳屏按摩法：以食指指腹在耳屏外侧面及内侧面按摩耳前根部，以上下顺序揉按各20～30下/次，一天2～3次。③耳背沟按摩法：以拇指或食指指腹摩擦耳背沟使之生热。④黄蜂入洞法：以手指插入耳孔，指腹向前按压摩擦生热。

（三）注意事项

①严格消毒，以防止施术部位感染。

②湿热天气，耳穴压丸、耳穴埋针、耳穴贴膏留置时间不宜过长，按压不能过度用力，以不损伤皮肤为度，贴压耳穴应注意防水，以免脱落或皮肤感染。

③对普通胶布过敏者宜改用脱敏胶布。

④耳穴刺血施术时，操作者应戴好无菌手套以避免接触患者血液。

⑤耳穴火针治疗后，耳郭不涂外物，2天内不沾水。

⑥耳穴火针治疗期间避免食用辛辣、煎炸之食物。

⑦若出现晕针、感染等不良情况，处理方法见相关规定。

⑧对过度饥饿、疲劳、精神高度紧张、年老体弱者按压宜轻，宜卧位针

刺，刺激量宜轻，以防晕针。急性疼痛按压宜重。一般患者中度刺激，孕妇可用轻刺激，习惯性流产者慎用。

⑨定时按压比不定时按压效果好，按压后有酸麻、胀痛、灼热感者效果好。

（四）禁忌证

①脓肿、溃破、冻疮局部的耳穴禁用耳针。
②凝血机制障碍患者禁用耳穴刺血法。
③皮肤过敏者不适合膏药贴敷。
④安装心脏起搏器或头颈部有金属者，不适宜电针。
⑤孕妇慎用，禁强刺激。

（五）不良反应的预防与处理

1. 晕针

（1）表现

在针刺过程中，受术者突然出现精神疲倦、头晕目眩、面色苍白、恶心欲吐、多汗、心慌、四肢发冷、血压下降、脉象沉细，或神志昏迷、扑倒在地、唇甲青紫，甚至晕厥、二便失禁、脉微细欲绝等情况。

（2）处理

立即停止针刺，或停止留针，将已刺之针迅速起出，让受术者平卧，头部放低，松开衣带，注意保暖。轻者给予饮温开水或糖水，静卧片刻即可恢复。重者在上述处理基础上，可刺水沟、内关、足三里，灸百会、关元、气海等穴，即可恢复。仍不省人事、呼吸微弱和（或）出现晕厥现象时，应采取相应的急救措施处理。

（3）预防措施

对初诊受术者要详细询问是否做过针刺治疗，有无晕针史；仔细审察体质强弱，预先做好有关治疗的解释工作；对初次就诊者，尽量采取卧位，取穴不宜过多，刺激切勿过重。对不愿进行耳针治疗者绝不能勉强。有晕针史者，应选择舒适持久的体位，最好采用卧位，选穴宜少，一般不做强刺激手法，可沿皮浅刺而不留针，即便必须用强刺激手法，其频率、幅度、用力程度宜适当，要在受术者能耐受的情况下，逐步使其有一个适应过程；饥饿、劳累、过饱、醉酒时，不应采用针刺治疗；施术者在针刺治疗过程中，要精神集中，随时注意观察受术者的神色，询问受术者的感觉，在行针时施术者要密切注意受术者，见稍有晕针征兆，如面色有变化、额角微见汗、语言应对謇涩等，可及早采取处理措施，防患于未然，重者应立即点刺水沟，令其平卧，则可解除晕针于前兆之中。

2. 出血及皮下血肿

（1）症状

出血是指出针后针刺部位出血；皮下血肿是指出针后针刺部位出现肿胀，继之皮肤呈现青紫色。

（2）处理

出针时出血者，可用干棉球按压出血部位，切忌揉动。微量的皮下出血而出现局部小块青紫时，一般不必处理，可自行消退。局部肿胀较重、青紫面积较大者，可先做冷敷以止血，24 小时后再做热敷，以促使局部瘀血消散吸收。

（3）预防

针刺时应避开血管，行针时避免手法过强，并嘱受术者不可随意改变体位。对于易出血穴位，出针时立即用消毒干棉球或棉棒按压针孔，只能按压，切勿揉动。对于容易出血的受术者，出针宜轻快，并马上按压针孔，少留针或不留针。

3. 感染及过敏

（1）症状

感染是指出针后针刺部位出现以红、肿、热、痛为主要表现的炎症反应。过敏是指进行耳穴贴敷或耳部按摩时耳郭出现红、肿、热、痛、痒等炎症反应。

（2）处理

出现炎症症状时应立刻停止治疗，并于局部涂擦 2.5% 碘伏，每天 2 次，直至痊愈。可配合局部使用紫外线或氦－氖激光照射，每天 1 次，以控制感染。耳软骨膜炎可在严格消毒后以药物外敷，每日换药 1 次，必要时可配合抗生素合理治疗或请外科医师协助诊疗。

（3）预防

治疗前应先观察患者耳部皮肤是否有破损、局部炎症等，如有发现则不宜继续进行治疗或可换用对侧耳治疗。夏季容易出汗，应减少贴敷数量和时长。对胶布过敏者，可用脱敏胶布代之。

四、穴位敷贴疗法

（一）定义与分类

穴位贴敷是在中医理论指导下，在人体一定的穴位上贴敷药物，通过药物的经皮吸收，刺激局部经络穴位，激发全身经气，以预防和治疗疾病的一种外治方法。其中采用带有刺激性的药物，贴敷穴位引起局部的发疱，甚至化脓，中医称之为"灸疮"，这种特殊的穴位贴敷方法称为"天灸""自灸"或"发疱疗法"。如果将药物贴敷于神阙穴，通过脐部吸收或刺激脐部以防治疾病，又称"敷脐法"或"脐疗"。赋形剂是为使药物有黏性而加入的物质。用来将研成粉末状的药末混合，以便制备成药饼、药糊或膏剂等进行穴位贴敷。在穴位贴敷时，一般均需要使用赋形剂对所用药物进行调和。

（二）操作方法与要求

1. 穴位贴敷时机

（1）不择时

可在任何季节进行穴位贴敷治疗，无特定时间限制。

（2）择时

①三伏天治疗：一般在每年夏季，农历三伏天的初伏、中伏、末伏的第一天进行贴敷治疗（如果中伏为 20 天，间隔 10 天可加贴 1 次）。在三伏天期间也可进行贴敷，每两次贴敷间隔 7~10 天。

②三九天治疗：一般在每年冬季，农历三九天的一九、二九、三九的第一天进行贴敷治疗（如果二九为 20 天，间隔 10 天可加贴 1 次）。在三九天期间也可进行贴敷，每两次贴敷间隔 7~10 天。

③伏九天治疗：在夏季三伏天进行贴敷治疗，并于当年的冬季三九天再次行贴敷治疗，夏季于初、中、末伏，冬季于一九、二九和三九各敷贴 1 次。

④春分、秋分治疗：于春分、秋分两个节气进行穴位贴敷治疗。

2. 施术方法

①贴法：将已制备好的药物直接贴压于穴位上，然后外覆医用胶布固定；或先将药物置于医用胶布粘面正中，再对准穴位粘贴。硬膏剂可直接或温化后将硬膏剂中心对准穴位粘贴。

②敷法：将已制备好的药物直接涂搽于穴位上，外覆医用防渗水敷料

贴，再以医用胶布固定。使用膜剂者可将膜剂固定于穴位上或直接涂于穴位上成膜。使用水（酒）浸渍剂时，可用棉垫或纱布浸蘸，然后敷于穴位上，外覆医用防渗水敷料贴，再以医用胶布固定。

③填法：将药膏或药粉填于脐中，外覆纱布，再以医用胶布固定。

④熨贴法：将熨贴剂加热，趁热外敷于穴位；或先将熨贴剂贴敷于穴位上，再用艾火或其他热源在药物上温熨。

3. 固定方法

为了保证药物疗效的发挥，对于所敷之药，无论是糊剂、膏剂或捣烂的鲜品，均应将其很好地固定，以防止药物移动或脱落。固定方法可直接用胶布固定，也可先将纱布或油纸覆盖其上，再用胶布固定。若贴敷在头面部，应先用胶布固定，再加用绷带进行固定，防止药物掉入眼内，避免发生意外。

4. 贴敷时间

贴敷时间多依据选用的药物、体质情况而定，以贴敷者能够耐受为度。成人每次贴敷时间为 24 小时内，一般为 0.5 ~ 2 小时，对于老年、少儿、体质偏虚者，贴敷时间可以适当缩短。贴敷期间出现皮肤过敏、难以耐受的瘙痒、灸热感、疼痛感觉者应该立即终止贴敷。

5. 去贴敷物法

终止贴敷后，可揭去药物，对于残留在皮肤的药膏等，可用消毒干棉球蘸温水或各种植物油，或液状石蜡轻轻揩去，不宜用汽油或肥皂等有刺激性物品擦洗。

（三）注意事项

（1）贴敷期间应减少运动，避免出汗，勿洗冷水澡，宜穿透气性好、宽松的衣服。

（2）贴敷药物后注意局部防水。

（3）皮肤过敏者，可选用低过敏胶带或用绷带固定贴敷药物。

（4）少儿皮肤娇嫩，不宜选用刺激性太强的药物，贴敷时间也不宜太长。

（5）施术前，根据情况向患者详细说明穴位贴敷治疗的注意事项、禁忌及施术后可能出现的异常情况、不良反应。

（6）施术后可能出现的异常情况、不良反应及处理措施。贴敷后局部皮肤可出现潮红、轻微红肿、小水疱、微痒、烧灼感、疼痛、色素沉着等情况，均为药物的正常刺激作用，无须特殊处理，但应注意保持局部干燥，不要搓、抓局部，也不要使用洗浴用品，防止对局部皮肤的进一步刺激。若出现以下异常情况，应及时处理。

①贴敷药物后，局部出现热、凉、麻、痒或轻度疼痛属正常现象，贴敷处有烧灼或针刺样剧痛、难以忍受时，可提前揭去药物，及时终止贴敷。

②皮肤过敏可外涂抗过敏药膏，若出现范围较大、程度较重的皮肤红斑、水疱、瘙痒现象，应立即终止贴敷，进行对症处理。出现全身性皮肤过敏症状者，应及时到医院就诊处理。

③皮肤出现小水疱，可表面涂以湿润烧伤膏或芦荟膏等，任其自然吸收。水疱较大者，碘伏消毒后，可先用消毒针从水疱下端挑破，排尽疱液，保留疱皮，或用一次性注射器抽出疱液，然后涂以湿润烧伤膏或芦荟膏等，湿润烧伤膏厚度约 1 毫米，每 6 小时涂擦 1 次，暴露创面，保持创面湿润，破溃水疱处也可涂以消炎软膏，以防感染。如果水疱中有脓性分泌物，或出现皮肤破溃、出血等现象，应到医院对症治疗。

（四）禁忌证

①贴敷局部皮肤有创伤、溃疡、感染或有较严重的皮肤病者，禁止贴敷。

②孕妇腹部、腰骶部及某些可促进子宫收缩的穴位，如合谷、三阴交，禁止贴敷，有些药物如麝香等，孕妇禁用，以免引起流产。

③既往穴位贴敷后出现全身过敏者，禁止贴敷。

④颜面五官部位、关节及大血管附近，慎用贴敷，不宜用刺激性太强的药物进行发疱，避免发疱遗留瘢痕，影响容貌或活动功能。

⑤糖尿病患者或血糖很高时，血液病患者，严重心、肝、肾功能障碍者慎用。

⑥艾滋病、结核病或其他传染病者慎用。

⑦瘢痕体质者慎用。

⑧哺乳期妇女慎用。

五、中药面膜敷贴法

（一）定义

中药面部敷贴法，即中药面膜疗法，是通过将具有不同疗效或美容作用的中药外用于面部来延衰驻颜或治疗损容性疾病的一种美容方法。

（二）操作步骤与要求

1. 材料的准备和制备

（1）中药面膜制备环境要求

将处方中的中药在中药研磨室制备，中药研磨室应远离各种污染源，应当避免周围的地面、路面、植被等对药物造成污染。研磨室工作区和生活区应分开，同时应当宽敞、明亮，地面、墙面、屋顶应平整、洁净、无污染、易清洁，应当有有效的通风、除尘、防积水及消防等设施，各种管道、灯具、风口及其他设施应当避免出现不易清洁的部位。

通过净选、干燥、粉碎研磨成粉末，过 100 目筛，采用 ^{60}Co 辐照的方法杀菌，然后分别储存于磨口玻璃瓶中备用。

（2）中药面膜准备

根据疾病的证型及皮损特点选用合适的面膜，不同部位的不同皮损可分别选用不同的面膜。

（3）器械及材料准备

离子喷雾机、粉刺针（高温高压消毒）、火针、无菌纱布、面膜碗及调膜棒、纯净水、石膏冷倒模（食品用保鲜膜或一次性面膜纸）。

2. 操作步骤

（1）面部清洁

中药面部敷贴前，可事先用洗面奶或洁面皂清洁皮肤。

（2）中药面部敷贴法干预前处理

痤疮、脓疱皮损、黑白头粉刺、囊肿皮损需要先进行针清。患者取仰卧位，可先用离子喷雾机蒸面，使毛囊口扩张以利于脂栓清除。以 75% 医用酒精消毒患处（酒精过敏者可采用甲硝唑注射液擦拭消毒），用粉刺针（或火针）将脓液或脂栓排出。囊肿皮损可采用火针刺入，挤压针孔周围，将分泌物排出，再将夫西地酸乳膏或莫匹罗星外用于针清部位。炎症较轻者，针清后可用 0.9% 生理盐水以无菌纱布冷湿敷 5~10 分钟。

痤疮愈合后遗留瘢痕及色素沉着的皮肤在敷贴中药前可根据皮肤情况进行经络按摩或离子喷雾、超声波导入、离子导入等，也可省略此步骤，直接敷贴中药。

（3）中药敷贴方法

根据疾病证型及皮损类型取相应面膜粉 5 克，用纯净水（或用蜂蜜）适量，调和成糊状，均匀敷于面部，面膜倒模时，眼鼻口处可先覆盖纱布，以防影响呼吸或毛发处结药痂。有些面膜（如痤疮的消炎面膜）敷贴后，可加敷导模，可采用市售倒模粉（或医用石膏粉），等待 20～30 分钟待倒模干燥硬化后，整块取下；或可在面膜上敷保鲜膜（可视患者皮肤情况配合蒸汽喷雾机热喷 10～15 分钟）；或在面膜上敷贴一次性面膜纸，20～30分钟之后取下，用清水将中药面膜洗去，之后可涂抹润肤水、药膏或润肤乳。痤疮的软坚面膜、消痕面膜操作同上，但应适当延长敷贴时间。

（4）敷贴时间及疗程

不同面膜贴敷时间不同，如痤疮的消炎面膜敷贴 20～30 分钟；软坚面膜敷贴 20～120 分钟；消痕面膜敷贴 20～60 分钟。皮肤敏感者、首次敷贴面膜者可适当减少时间，或从短时间起，逐渐延长面膜敷贴时间。一般每周2～3 次，脓疱型皮损在针清以后使用。痤疮的消炎面膜以 4 周为一疗程；软坚面膜以 6 周为一疗程；消痕面膜以 8 周为一疗程。

（三）注意事项

1. 小范围试用

首次敷贴面膜时，可先选取小范围皮肤试用，如选取面颊侧面指甲大小皮肤按上述敷贴方法试用一周，首次适当缩短时间，逐渐增加到敷贴所需时间，同时应密切观察患者皮肤反应情况，如确无皮肤红斑、丘疹、丘疱疹、脱屑，且无伴瘙痒、灼热感等接触性皮炎样反应，再行上述中药面部敷贴法。

敏感性皮肤者，如欲进行中药面部敷贴，必要时可先进行斑贴试验。

2. 不良反应的处理

如有明显的灼热、刺痒感，局部出现明显红斑，应立即洗去面膜，以喷雾机用蒸馏水进行冷喷脱敏治疗。

冷喷脱敏治疗方法：冷喷机内加蒸馏水（可视过敏反应严重程度加入盐酸苯海拉明注射液 100 毫克），待喷雾机出现均匀水雾时，使水雾喷向面部红斑区，每次 20 分钟，每日 1～2 次，连续数日，直至红斑消退、瘙痒减轻；或取一块无菌纱布，用经冷藏的湿敷液（组成：0.9% 氯化钠注射液500 毫升，盐酸苯海拉明注射液 200 毫克）将其浸湿，敷于面部（注意露出口鼻），连续数日，直至红斑消退、瘙痒减轻。

3. 敷贴时间

敷贴时间应根据患者皮损程度调整，进行一至多个疗程。

（四）禁忌证

①敏感性皮肤慎用。可通过过敏性测试以确定是否可以使用。

②严重过敏体质，或对本药或药物成分过敏者禁用；过敏性哮喘、过敏性鼻炎等患者慎用。

③皮肤伴有严重感染及溃疡，或皮损破溃渗液者慎用或禁用。

④瘢痕体质慎用。

附 斑贴试验

1. 操作方法

取根据证型及皮损所选用的中药面膜适量，以适量蒸馏水调成糊状，贴于背部脊柱一侧或前臂屈侧的健康皮肤，覆盖医用纱布，并用防敏材料固定。试验时设立对照部位（背部脊柱另一侧或对侧前臂屈侧的健康皮肤），对照部位以医用纱布贴敷，用防敏材料固定。也可选用跟面部肤质特点更为接近的双侧耳后皮肤作为斑贴试验部位和对照部位。

2. 结果及意义

一般在48小时去除斑贴，72~96小时后观察结果。

阴性（-）：受试部位无反应。

可疑反应（+-）：出现淡红斑。

阳性（+）：轻度红斑、浸润及少量丘疹。

强阳性（++）：水肿性红斑、丘疹或水疱。

超强阳性（+++）：显著红肿或浸润、聚合性水疱或大疱。

刺激性反应：对照部位有皮损或激惹反应。

3. 注意事项

不宜在过敏性皮肤并急性发作期间试验；受试前至少1周及受试期间避免使用糖皮质激素或免疫抑制剂，受试前3天和受试期间避免使用抗组胺类药物，以免出现假阴性；受试期间避免沐浴淋湿斑贴，避免过度牵拉斑贴部位或过度体力活动；以上结果为阴性时，方可进行中药面部敷贴，可疑反应可重复试验，阳性者应禁用；在受试期间发生全身过敏反应如荨麻疹、哮喘等，或局部炎症反应过重时应及时到医院就诊，必要时终止试验。

六、艾灸疗法

（一）定义和分类

艾灸是选用某些燃烧材料，熏灼或温熨体表一定部位，借助材料的药力与火的热力给机体以温热刺激，通过经络腧穴作用，调整脏腑功能，达到防病治病、强身健体目的的一种常用养生疗法。主要材料有艾绒（艾叶经加工制成的淡黄色细软绒状物）；艾炷（用手工或器具将艾绒制成的小圆柱或圆锥体，每燃一个艾炷，称灸一壮）；艾条（用艾绒卷成的圆柱形长条，根据艾绒内是否添加其他药物，一般分为清艾条和药艾条）。

①直接灸：把艾炷直接放在穴位上施灸的方法，根据刺激量的不同分为化脓灸和非化脓灸，从而起到预防疾病或养生保健的作用。

②间接灸：艾炷与施灸部位皮肤之间衬隔物品的灸法，又称为隔物灸。

③温针灸：毫针留针时在针柄上置以艾绒（艾团或艾条段）施灸，是针刺与艾灸结合应用的方法。

④铺灸：将适量大蒜或生姜去皮捣成泥糊状，平铺于脊柱（从大椎至腰俞）上，宽厚各约 6 毫米，上置艾炷或艾绒点燃施灸的方法，又称为长蛇灸或督灸。

⑤热敏灸：采用点燃的艾条悬灸于腧穴上方，激发透热、扩热、传热、局部不（微）热远部热、表面不（微）热深部热、非热觉等热敏灸感和经气传导，并施以个体化的灸量。

（二）操作步骤与要求

1. 施术前准备

（1）灸材选择

①艾条灸应选择合适的清艾条或药艾条，检查艾条有无霉变、潮湿，包装有无破损。

②艾炷灸应选择合适的纯艾绒，检查艾绒有无霉变、潮湿。

③间接灸应准备好所选用的药材，检查药材有无变质、发霉、潮湿，并适当处理成合适的大小、形状并有一定的平整度和适量的气孔等。

中医特色外治疗法

④温灸器灸应选择合适的温灸器，如灸架、灸筒、灸盒等。

⑤准备好火柴或打火机、线香、纸捻等点火工具，以及治疗盘、弯盘、镊子、灭火管等辅助用具。

（2）穴位选择及定位

①根据病证选取适当的穴位或治疗部位。

②穴位的定位应符合相关规定。

（3）体位选择

可采取卧位或坐位，应以体位自然、肌肉放松、施灸部位明显暴露、艾炷放置平稳、燃烧时火力集中、热力易于深透肌肉为准。同时应便于施术者正确取穴，方便操作，且受术者能坚持施灸治疗全过程。

（4）环境要求

环境应保持通风，避免艾烟过浓，可配合使用艾灸排烟装置。应注意环境清洁卫生，避免污染。环境温度适宜（约26 ℃），勿过热、过寒。

（5）受术者准备

艾灸前受术者不可过饱或过饥，并要保持心情平静舒缓，可适当准备温开水，灸后适量饮水以利于代谢物排出。

（6）消毒

①针具消毒：温针灸时应选择一次性无菌针具。

②部位消毒：温针灸时所采用的针刺部位可用含75% 乙醇或0.5% ~ 1% 碘伏的棉球在施术部位由中心向外做环形擦拭。强刺激部位宜用含0.5% ~ 1% 碘伏的棉球消毒。

③施术者消毒：施术者双手应用肥皂水清洗干净，再用含75% 乙醇的棉球擦拭。

2. 施术方法

（1）艾条灸法

1）悬起灸法

施术者手持艾条，将艾条的一端点燃，直接悬于施灸部位之上，与之保持一定距离，使热力较为温和地作用于施灸部位。分为温和灸、回旋灸、雀啄灸。

2）温和灸

将艾条燃着端悬于施灸部位上距皮肤2 ~ 3 厘米处，灸至受术者有温热舒适无灼痛的感觉、皮肤稍有红晕者为温和灸。一般每穴灸10 ~ 15 分钟，每日 1～2 次。

3）回旋灸

将艾条燃着端悬于施灸部位上距皮肤 2～3 厘米处，左右往返移动或反复旋转进行灸治，移动范围约 3 厘米，使皮肤有温热感而不至于灼痛者为回旋灸。一般每穴灸 20～30 分钟，每日 1～2 次。

4）雀啄灸

将艾条燃着端悬于施灸部位上距皮肤 2～3 厘米处，对准穴位，上下移动，使之像鸟雀啄食样，一起一落，忽近忽远的施灸为雀啄灸。一般每穴灸 10～15 分钟，每日 1～2 次。

5）实按灸法

在施灸部位上铺设 5～10 层棉纸、纱布或棉布。取艾条 2 支，均点燃一端，将其中一支作为备用。术者以握笔状手持艾条，将艾条的一端点燃，燃着端对准施灸部位，按压在棉纸、纱布或棉布上，停留 1～2 秒，使药气、热力透达皮肤深部。待受术者感到按灸局部灼烫、疼痛不可忍时，提起艾条，待灼烫感或疼痛减轻后再行按压。若操作中艾火熄灭，可取预先点燃的备用艾条迅速接替施灸，如此反复。施术结束后移去艾条和铺设的纸和布，以施灸部位皮肤出现红晕为度。每次每穴可按 3～7 次，每日或隔日 1 次。

（2）温针灸法

选取长度在 1.5 寸（0.30 毫米×40 毫米）以上的毫针，在选定的腧穴上针刺。毫针刺入穴位得气并施行适当的补泻手法后，在留针过程中将 2～3 克纯艾绒包裹于毫针针柄顶端并捏紧成团状，或将 1～3 厘米长的艾条段套插在针柄上，从下方点燃施灸。待艾绒或艾条燃尽无热度后除去灰烬。艾灸结束，将针取出。每次灸 20～30 分钟，每日或隔日 1 次。

注：操作过程中，艾绒或艾条应距受术者皮肤 2～3 厘米。建议在艾绒或艾条与受术者皮肤间垫硬纸板等间隔物以防艾灰脱落烫伤皮肤。

（3）艾炷灸法

1）艾炷规格

①小炷：重约 0.5 克，相当于中炷的 1/2，炷底直径与炷高大致相等，常置于穴位或病变部灼烧，以作直接灸用。

②中炷：重约 1 克，炷高 1 厘米，炷底直径约 1 厘米，常作间接灸用。

③大炷：重约 2 克，相当于中柱的 1 倍，炷底直径与炷高大致相等，常作间接灸用。

2）艾炷制作过程

①手工制作法：小炷可先将纯艾绒搓成大小合适的艾团，夹在左手拇、食指指腹之间，食指在上，拇指在下，再用右手拇、食指将艾团向中央挤压，将球形艾团压缩成上尖下平之三棱形艾炷，随做随用。中炷、大炷则须将纯艾绒置于平板上，用拇、食、中三指边捏边旋转，将艾绒捏成上尖下平的圆锥体。要求搓捏紧实，能放置平稳，耐燃而不易松散。艾炷大小可随治疗需要而定。

②艾炷器（艾炷模具）制作法：艾炷器（艾炷模具）中铸有锥形孔洞，将纯艾绒放入艾炷器孔洞中，把尺寸适于压入孔洞的圆棒，插入填有艾绒的艾柱器孔洞内，将艾炷器内的艾绒紧压成圆锥体，倒出即成艾炷。

3）直接灸法

首先在穴位皮肤局部可以先涂增加黏附或刺激作用的液汁，如大蒜汁、凡士林、甘油等，然后将艾炷粘贴其上，自艾炷尖端点燃艾炷。可分为非化脓灸法（无瘢痕灸）和化脓灸法（瘢痕灸）2类。

①无瘢痕灸：在艾炷燃烧过半，局部皮肤潮红、灼痛时术者即用镊子移去艾炷，更换另一艾炷，连续灸足应灸的壮数。根据情况一般每穴可灸3～7壮，每日或隔日1次。此法刺激量轻且灸后不引起化脓，不留瘢痕，又称为非化脓灸法。

②瘢痕灸：在艾炷燃烧过半，局部皮肤潮红、灼痛时，施术者用手在施灸穴位的周围轻轻拍打或抓挠，以分散受术者注意力，减轻施灸时的痛苦。待艾炷燃毕，即可把另一艾炷粘上，继续燃烧，直至灸足应灸的壮数。根据情况一般每穴可灸3～7壮，瘢痕灸每次间隔6～10天。此法刺激量重，局部组织经灸灼后产生无菌性化脓现象（灸疮）并留有瘢痕，又称为化脓灸法。

4）间接灸法

将选定备好的中药材置放于施灸处，再把艾炷放在药材上，自艾炷尖端点燃艾炷，艾炷燃烧至局部皮肤潮红、受术者有痛觉时，可将间隔药材稍许上提，使之离开皮肤片刻，旋即放下，再行灸治，反复进行。需刺激量轻者，在艾炷燃至2/3时即移去艾炷，或更换另一艾炷续灸，直至灸足应灸的壮数；需刺激量重者，在艾炷燃至2/3时施术者可用手在施灸穴位的周围轻轻拍打或抓挠，以分散受术者注意力，减轻施灸时的痛苦，待艾炷燃毕，再更换另一艾炷续灸，直至灸足应灸的壮数。根据情况一般每穴可灸3～7壮。

（4）温灸器灸法

1）艾架灸法

将艾条点燃后插入灸架顶孔，对准穴位固定好灸架；施术者或受术者可通过上下调节插入艾条的高度以调节艾灸温度，以受术者感到温热略烫可耐受为宜；灸毕移去灸架，取出艾条并熄灭。根据情况一般每穴可 15 ~ 60 分钟，每日 1 ~ 2 次。

2）灸筒灸法

首先取出灸筒的内筒，装入艾绒后安上外筒，点燃内筒中央部的艾绒，放置室外，待灸筒外面热烫而艾烟较少时，盖上顶盖取回。施术者在施灸部位上隔 8 ~ 10 层棉布或纱布，将灸筒放置其上，以受术者感到舒适、热力足而不烫伤皮肤为宜；灸毕移去灸筒，取出艾绒并熄灭灰烬。根据情况一般每穴可灸 10 ~ 30 分钟，每日 1 ~ 2 次。

3）灸盒灸法

将灸盒安放于施灸部位的中央，点燃艾条段或艾绒后，置于灸盒内中下部的铁纱上，盖上盒盖。灸至受术者有温热舒适且无灼痛的感觉，皮肤稍有红晕为度。如受术者感到灼烫，可略掀开盒盖或抬起灸盒，使之离开皮肤片刻，旋即放下，再行灸治，反复进行，直至灸足应灸量。灸毕移去灸盒，取出艾条并熄灭灰烬。根据情况一般每穴可灸 15 ~ 60 分钟，每日 1 ~ 2 次。

3. 施术后处理

施灸后，皮肤多有红晕灼热感，无须处理，可自行消失。艾灸若对表皮基底层以上的皮肤组织造成烫伤，可产生水肿或水疱；若破坏皮肤基底层或真皮组织，可发生皮肤组织水肿、溃烂、体液渗出，形成局部无菌性化脓，甚至形成局部化脓性感染。

（三）注意事项

①艾灸火力应先小后大，灸量先少后多，程度先轻后重，以使受术者逐渐适应。在腰腹部、肩及两股等皮厚而肌肉丰满处，以及凡体质强壮者，可灸量大；艾灸部位如在头面胸部、四肢末端皮薄而多筋骨处，以及久病、体质虚弱、老年和小儿受术者，灸量宜小。

②需采用瘢痕灸时，应先征得受术者同意，并在病历上记录并签字。

③直接灸操作部位应注意预防感染。

④注意晕灸的发生。若发生晕灸后应立即停止艾灸，使受术者头低位平

卧于空气流通处，注意保暖，给温水或糖水，轻者一般休息片刻即可恢复；重者可掐按或针刺人中、素髎、十宣、内关、合谷、足三里、太冲等穴；严重时按晕厥处理，对症采取急救措施。

⑤受术者在精神紧张、过饱、过劳、过饥、醉酒、大渴、大惊、大恐、大怒时，不适宜应用灸法。

⑥注意防止艾灰脱落或艾炷倾倒而烫伤皮肤或烧坏衣被。尤其幼儿受术者更应认真守护观察，以免发生烫伤。艾条灸毕后，应将剩下的艾条套入灭火管内或将燃头浸入水中，彻底熄灭以防再燃。如有绒灰脱落床上，应清扫干净，以免复燃烧坏被褥等物品。

⑦根据不同的体质和身体状况选用不同的艾灸方案。

（四）禁忌证

①头面部或重要脏器、大血管附近、关节、肌腱处、乳头、外生殖器官部位应尽量避免直接灸，或可选择其他适宜的灸法。

②中暑、高血压危象、肺结核晚期大量咯血、高热、抽搐者等不宜使用灸法。

③妊娠期妇女不宜使用瘢痕灸，少腹部及腰骶部禁灸。

④阴虚质、湿热质者禁灸。

七、蜡疗

（一）定义和分类

蜡疗技术是将医用石蜡制成蜡块、蜡垫、蜡束等形状贴于患处，或将患部浸入溶解的蜡液中，利用蜡的热传导进行理疗操作的一种手法。而中药蜡疗是在中医中药理论基础指导下，结合中药封包和蜡疗技术应用于患处，从而达到预防和治疗疾病作用的特色中医外治疗法。

（二）作用

①具有持久温热作用，从而促进血液循环，消除炎症，达到活血化瘀、消肿止痛的作用。

②中药石蜡有良好的可塑性和黏滞性，治疗时紧贴皮肤，可加深温热作用，在冷却过程中对组织产生轻微挤压，因此可以松解粘连、软化瘢痕，具

有润肤解痉的作用。

③中药石蜡的矿物油成分可以刺激上皮组织增生，防止细菌繁殖，有利于皮肤浅表溃疡及创面的愈合。还可以促进中药透皮吸收，发挥中药散寒除湿、通络止痛的作用。

（三）特点

①可塑性和柔韧性强，可随意贴敷于身体任何部位。
②具有活血、抗炎、祛湿等多重功效，疗效好，见效快。
③操作简单、安全可靠，对皮肤无毒副作用。
④标本兼治。

（四）治疗方法

新型蜡疗：以蜂蜡为原料，常用方法有以下几种。

①蜡布贴法：将纱布浸入熔化的蜂蜡中，在受术者耐受的情况下，贴于患处，一层层敷贴，约2厘米厚度。

②蜡饼贴法：把蜂蜡做成蜡饼，敷贴于患处。

③蜂蜡涂擦法：蜂蜡熔化后用毛刷迅速均匀涂抹患处，冷却后用蜡纸或油布包裹。

（五）操作步骤

1. 蜡饼法

治疗前清洁皮肤，涂上凡士林软膏。将熔化的石蜡倒入方盘，蜡液厚度为2厘米，待冷却至45～50摄氏度时，用小薄铲沿边缘将石蜡与方盘分离，根据治疗部位切成相应大小。受术者选择舒适体位，将蜡饼紧贴皮肤，外用保温棉布包裹，治疗时间为30～40分钟。

2. 中药蜡饼法

蜡箱制作蜡饼，厚度以3～4厘米为宜，并将切好的蜡饼用透油布袋装好。将打碎的药物装入棉布袋，制成中药封包，袋子分特大号（15×15厘米）、大号（10×10厘米）、中号（5×5厘米）、小号（小于5×5厘米）四种类型。将药袋放入蒸锅加热至50℃，蒸15分钟，留置待用。也可将中药研磨成细末，过120目以上筛，备用。将中药封包敷在患处，全面接触治疗部位，将蜡饼敷于中药封包外侧，或将蜡饼按患处形态做成模壳，将中药粉均匀撒在蜡膜的内面，趁热贴于患处。用保温棉布进行包裹，并用弹力绷带绑紧蜡块及患处。20分钟后取下，废弃中药封包，将石蜡倒回保温机进行清洗消毒后备用。

3. 浸蜡法

适用于手足部位，将蜡液温度降至 60 ℃，将手足迅速浸入蜡液再迅速提起，可备温度为 30 ~ 35 ℃ 的清水，有灼痛感时将肢体浸入清水中。等石蜡凝固成蜡模后，再将肢体浸入蜡液，这样反复 2 ~ 3 次，使蜡膜逐渐变厚，可反复多次使蜡膜厚度达 1 厘米后，用保温棉布包裹。治疗时间 30 ~ 40 分钟。

4. 刷蜡法

适用于腰背及四肢部位，用毛刷蘸少量 50 ℃ 蜡液，迅速刷于患部。待蜡液凝固成蜡模后继续刷蜡，直至蜡模厚度达 0.5 厘米时，再敷上半凝固状蜡泥至 2 厘米厚度，用保温棉布包裹。治疗时间 30 ~ 40 分钟。

（六）适应证

1. 骨外科疾病

①颈椎病、腰椎间盘突出症、坐骨神经痛、肌性斜颈等。

②软组织损伤，临床上常见有慢性腰肌劳损、梨状肌综合征、肩关节周围炎、网球肘等。

③骨关节炎和骨质增生疾病。如风湿性关节炎、类风湿性关节炎、强直性脊柱炎、膝骨关节炎、骨质疏松、腱鞘炎、筋膜炎、腕管综合征。

④骨折术后，促进骨折端愈合。软化手术瘢痕，烧伤后瘢痕增生症等。

2. 妇科疾病

原发性痛经、慢性盆腔炎等妇科炎症及宫寒等。

3. 内科疾病

慢性胃炎、慢性肠炎、脑卒中偏瘫、痉挛型脑瘫、尿潴留、糖尿病周围神经病变、带状疱疹后遗神经痛等。

（七）注意事项

①勿空腹进行治疗，治疗前中后应适当补充水分，老年人及儿童需在监护人陪同下进行治疗。

②治疗前如果局部皮肤使用过擦剂、敷贴、膏药等其他中医外治法，可能提高皮肤的敏感性，必须密切注意烫伤及不良反应的发生。

③治疗过程中局部可能出现水疱或烫伤，局部皮肤出现泛红、肿胀等情况。治疗后相当一段时间内可能会出现皮肤脱屑或色素沉着等反应，此为中药蜡疗疗效体现，数日后可自然消失。

④蜡疗时应注意保持治疗部位勿剧烈活动，防止热性蜡液直接接触皮肤引起烫伤。防止水进入蜡液，避免因水导热性强而烫伤皮肤。

⑤治疗后皮肤出现表面发红、汗出等现象属正常，应注意避风寒。

⑥治疗后在皮肤发红、汗出、发热等状态未消散之前，勿用任何化妆品和护肤品。

⑦治疗结束后要穿衣并休息 15 ~ 30 分钟。

⑧意外情况处理：出现意外烫伤应立即停止治疗，并用冷水冲洗烫伤部位，涂烫伤膏或其他抗菌消炎软膏预防感染。烫伤后若出现小水疱可不处理，待其自行吸收。若水疱太大不能自行吸收，应用无菌针头抽吸渗出液，进行无菌消毒，避免感染。治疗过程中出现呼吸困难、面色苍白、血压下降等休克反应时应立即停止治疗，令患者平卧，注意保暖，适当饮用糖水，症状若无缓解，则转入相应科室处理。出现过敏反应则应马上停止治疗，抗过敏处理。此外出现如血压升高、胸闷心悸、头晕呕吐等情况时，也应立即停止治疗，休息后无缓解者，应进行内科治疗。

（八）禁忌证

①敏感皮肤：皮肤过敏、皮肤感觉障碍禁用。

②急性炎性疾病：高热、急性化脓性炎症、急性开放性损伤等禁用。

③妊娠期妇女、婴幼儿禁用。

④其他疾病：如严重的心脑血管疾病、心力衰竭、肾衰竭、结核病、恶性肿瘤、出血性倾向疾病等禁用。

八、灌肠疗法

（一）定义及分类

灌肠疗法是将药液从肛门灌入或点滴入肠道进行治病的一种外治方法。灌肠不受患者吞咽功能和上消化道的影响，吸收快，药效发挥迅速，既可治

中医特色外治疗法

疗内科疾病，也可治疗外科疾病，治疗肠道疾病效果更为显著。灌肠疗法最常用的方法是保留灌肠法和直肠点滴法。

（二）操作要点

①嘱患者先排净大小便，侧卧在床，用枕头垫高臀部，以便药液流入肠道。

②将灌肠筒依次接上橡皮管、玻璃接管和橡皮肛管。

③在肛管头上涂抹润滑油，放出管内温度较低的液体并排出管内空气。轻缓地插入肛门内10~15厘米，使药液慢慢地灌入肠内。

④药液流完后，立即捏紧导管，稍停一下，然后慢慢将管从肛门内抽出。

⑤嘱患者留住灌入药液，不要随即排出。每次保留药液时间要在30分钟以上。

⑥每次灌入的药液量要因人而异。成人为200~300毫升，儿童按年龄酌减。每天1~2次，一般7~10天为1个疗程。

⑦直肠点滴法需要有静脉滴注设备一套，将肛管插入肛门固定后，开始点滴，一般慢性病每分钟50滴左右，急症则每分钟80~100滴。

（三）注意事项和禁忌证

①注意清洁卫生，插入肛门的硬橡皮管头或橡皮肛管要按规定消毒。

②要根据病情、年龄来确定灌肠方法、药液种类、药量多少和灌肠次数。

③肛管插入肛门时要轻缓，以免划破黏膜。

④灌肠的药温、时间、速度要因人、因症而异。灌肠液温度一般以42 ℃为宜。

⑤妊娠患者慎用。

九、穴位注射疗法

（一）定义

穴位注射疗法是将药物注入穴位、压痛点及反应点而产生效应的一种治疗方法。本法是把针刺与药物对穴位的渗透刺激作用结合在一起发挥综合效能，故对某些疾病能提高疗效。

（二）操作要点

①患部皮肤常规消毒后，用无痛快速进针法，进针后上下缓慢提插，刺到反应点，探到酸、胀、麻等特殊反应后，再回抽针芯，如无回血即可注入药物。

②注射时应注意速度，一般以中速为宜。慢性病、体弱者应轻轻刺激缓慢注入；急性病、体强者可用强刺激快速注入。

③根据注入部位与穴位的不同，一次注入药液的容量亦不同。头面耳穴等处一般为 0.1～0.5 毫升，四肢及腰部肌肉丰厚处为 2～15 毫升。

④根据病情和药物浓度施以强弱不等的刺激，或酌情增减，每个疗程为10 次。根据注射量的多少和反应情况，一般每隔 1～3 天注射 1 次。每个疗程完毕后休息 1 周，再继续第 2 个疗程。

（三）注意事项和禁忌证

①应准确选定所需穴位、压痛点及阳性反应点，以免影响效果，局部要常规消毒，严格无菌操作，防止感染。

②对一些可能产生过敏反应的药物应做过敏试验，阴性者方可应用。注射时针刺深达神经根、神经干时，在得气后应稍退针，回抽无血后再注射药液。

③孕妇不宜在腰骶部及下腹部注射，以防引发流产。

④酒后、饭后及强力劳动过度时不可立即行穴位注射，以免引发休克。

⑤不宜在表皮破损区穴位上针刺、注射，以免引发深部感染。

⑥凡禁针部位及腧穴，严禁采用本法。

十、穴位埋线疗法

（一）定义

穴位埋线疗法是将羊肠线通过一定方式埋于施治部位，羊肠线作为异体蛋白在被人体吸收的过程中会对人体持续产生刺激，从而达到治疗目的。本法多选择肌肉脂肪比较丰满的部位施术，以腹部最为常用。

（二）操作方法

1. 穿刺针埋线法

施治部位常规消毒，用镊子取一段长 1~2 厘米已消毒的羊肠线，放置在腰椎穿刺针针管的前端，后接针芯，左手拇、食指绷紧或提起进针部位皮肤，右手持针，刺入到所需深度，当出现针感后，边推针芯，边退针管，将羊肠线填埋在穴位的皮下组织或肌层内，针孔处敷盖消毒纱布。也可用 9 号注射针针头作套管，28 号 2 寸长的毫针剪去针头作针芯，将 00 号羊肠线 1~1.5 厘米放入针头内埋入穴位。用特制的埋线针埋线时，局部皮肤消毒后，用 0.5%~1% 盐酸普鲁卡因做浸润麻醉，剪取一段羊肠线（约 1 厘米长），套在埋线针尖缺口上，两端用血管钳夹住，右手持针，左手持钳，针尖缺口向下以 15°~40°方向刺入，待针头完全埋入皮下，再进针 0.5 厘米，随后把针退出，用棉球或纱布压迫针孔片刻，再用纱布敷盖以保护创口。

2. 三角针埋线法

在距离穴位两侧 1~2 厘米处，做进出针点的标记。皮肤消毒后，在标记处用 0.5%~1% 盐酸普鲁卡因做皮内麻醉，用持针器夹住带羊肠线的皮肤缝合针，从一侧局麻点刺入，穿过穴位下方的皮下组织或肌层，从对侧局部麻醉点穿出，捏起两针孔之间的皮，紧贴皮肤剪断两端线头，放松皮肤轻轻揉按局部，使肠线完全埋入皮下组织内，敷盖纱布 3~5 天。每次可用 1~3 个穴位，一般 20~30 天埋线 1 次。

（三）**注意事项和禁忌证**

①注意消毒，防止感染。
②颜面部忌用埋线法。
③取穴要少而准确，一般 1~2 穴即可。
④年老、体弱患者慎用。

十一、刮痧疗法

（一）**定义**

刮痧疗法是用边缘光滑的嫩竹板、瓷器片、小汤匙、铜钱、硬币、纽扣等工具，蘸油或清水在体表部位进行反复刮动，用以治疗疾病的一种方法，对人体具有祛湿化暑、活血化瘀、舒筋通络、减肥消脂等作用。

（二）操作要点

①刮痧部位为脊背、颈部、胸腹、肘窝等处。

②现代一般用水牛角制成的刮痧板在患者脊柱两旁、后颈、肘窝、腘窝处由上至下轻轻顺刮，并逐渐加重，干则再蘸再刮，以出现红紫斑点或斑块为度。

（三）注意事项

①空腹、过度疲劳、过度虚弱和神经紧张、特别怕痛的患者要轻刮。

②背部应由上至下顺刮，切忌由下往上逆刮。

③刮痧时应避风寒，尤其是冬季应注意保暖。

④刮痧后 30 分钟内忌洗凉水澡。

⑤刮痧后 1～2 天在刮痧部位出现疼痛（不是很剧烈）、痒、虫行感，皮肤表面出现风疹样变化，均为正常现象。

十二、发疱疗法

（一）定义和方法

发疱疗法是指采用有强烈刺激性的药物敷贴某一特定点或穴位，使皮肤发疱的一种外治法。发疱疗法一般选用白芥子研成细末，如有条件可采用新鲜草药，如毛茛、红景天、威灵仙、独头蒜等，可加入少许食糖拌匀同敷以减少刺激引起的疼痛。发疱疗法的效果多在敷贴后开始有刺痛感时产生，至发出水疱后，症状即逐渐减轻以至消失。

（二）操作要点

先找准穴位常规消毒，用碘液点记，剪一小块胶布，中间剪一小孔，贴于选定穴位，小孔正对点记处，再将发疱之药物置孔中，上用较大的胶布覆盖贴紧固定。夏天 2～5 小时发疱，冬天 4～8 小时发疱。水疱一般不必挑破，可任其自然吸收，水疱较大可用消毒针头刺破，流出黄水，涂以碘液，用无菌敷料覆盖即可。

（三）注意事项和禁忌证

①颜面部不使用发疱疗法。

②发疱后胶布面微凸起时，即应揭去胶布，涂碘液，敷贴无菌敷料，保持创口清洁，严防感染。

十三、推拿疗法

（一）定义和分类

推拿指在中医经络、腧穴理论的指导下，借助解剖学与生物力学等学科知识，主要在人体相应部位施行推拿，达到调理脏腑气血、防治疾病的一种技术。主要分为放松类手法、温通类手法、助动类手法和整复类手法。

（二）施术前准备

1. 了解受术者状况

施术前要全面了解受术者整体状况，明确诊断，做到手法个体化，有针对性。施术过程中施术者要全神贯注，手法操作要持久有力，均匀柔和；注意解剖关系和病理特点；认真观察受术者的反应情况，必要时调整手法；手法力度上，先轻后重；手法顺序上，先放松肌肉；实施整复手法时，手法操作要求"稳、准、巧、快"，注意精确控制关节、肌肉等部位的位置、运动，切忌超出关节的生理活动范围。要选择与受术者相匹配的推拿手法，加强与受术者之间的交流，使其解除不必要的顾虑。施术者应严格按推拿方案在推拿前后进行测评，明确推拿效果。

2. 部位选择

实施推拿前，首先要使施术部位充分暴露，皮肤保持清洁干燥，无破损、溃疡及化脓性皮肤病等影响操作的情况。

3. 体位选择

受术者体位选择应以受术者无不适感觉，施术者施术方便，有利于手法操作及减轻体力消耗为原则。多选择俯卧位、端坐位、卧位等。施术者体位有站立位和坐位，前者更为常用。

4. 介质选择

要根据病情选用合适的介质。

油剂：麻油有健脾润燥之功，适用于脾胃虚弱等；红花油有活血止血、消肿止痛之功，适用于心腹诸痛、风湿骨痛、腰酸背痛等；传导油有消肿止痛、祛风散寒的作用，适用于软组织慢性劳损。

水剂：凉茶水有明目醒脑、清热止渴、消食利尿之功，可用于小儿发热；薄荷水有温经散寒、清凉解表、清利头目和润滑之功，常用于感冒发热、软组织损伤等；生姜汁有温中解表散寒之功，常用于受寒、小儿虚寒腹泻等；木香水有行气、活血、止痛之功，可用于急性扭挫伤等。

粉剂：滑石粉有润滑作用，夏天常用，用于各种病证；痱子粉、爽身粉等有清热渗湿、防损止痒之功，可用于少儿斜颈、腹泻等。

酒剂：食用白酒，有活血祛风、散寒除湿、通经活络的作用，可用于急性扭挫伤。部分药酒有行气活血、化瘀通络的作用，可用于软组织损伤、骨和软骨退行性变。

5. 环境

应注意环境清洁卫生，环境温度应保持在 24 ~ 28 ℃，相对湿度 40% ~ 50% 。

（三）手法

1. 摆动类手法

以指或掌、腕关节做协调的连续摆动动作，包括一指禅推法、揉法、滚法等。

（1）一指禅推法

1）定义

以指端或螺纹面着力，通过腕部的往返摆动，使产生的功力通过拇指持续不断地作用于施术部位或穴位上称为一指禅推法。用拇指偏峰着力进行一指禅推法的手法称一指禅偏峰推法。

2）动作要领及注意事项

①沉肩：肩关节放松，肩胛骨自然下沉，不要耸肩用力，以腋下空松能容以一拳为宜。

②垂肘：肘感觉自然下垂，略低于腕部。

③悬腕：手掌自然垂屈，在保持腕关节放松的基础上，尽可能屈腕90°。

④掌虚指实：拇指端自然着实吸定于一点。

中医特色外治疗法

⑤紧推慢移：一指禅推法在体表移动操作，同时腕部维持较快的摆动频率，即每分钟 120～160 次，但拇指端或螺纹面在施术部位上移动速度却较慢。

3）适用范围

一指禅推法多用于躯干部及四肢部的经络腧穴。一指禅偏峰推法多用于颜面部及颈项部的经络腧穴。

（2）揉法

1）定义

以手掌大鱼际或掌根、全掌、手指螺纹面着力，吸定于体表施术部位上，做轻柔和缓的环旋运动，并带动该处皮下组织一起揉动的手法，称为揉法。

2）操作方法

①大鱼际揉法：沉肩、垂肘、腕关节自然放松，呈微屈或水平状，大拇指内收，其余四指自然伸直，将大鱼际附着于施术部位上。以肘关节为支点，前臂做主动运动，带动腕关节摆动，使大鱼际在治疗部位上做轻柔和缓的环旋动作，并带动该处的皮下组织，频率每分钟 120～160 次。

②掌根揉法：肘关节微屈，腕关节自然放松并略背伸，手指自然弯曲，以掌根不附着于施术部位。以肘关节为支点，前臂做主动运动，带动腕及手掌连同前臂做小幅度的回旋揉动，并带动该处皮下组织，频率每分钟 120～160 次。

③中指揉法：中指伸直，食指搭于中指远端指间关节背侧，腕关节微屈，将中指螺纹面着力于一定的治疗部位或穴位。以肘关节为支点，前臂做主动运动，通过腕关节使中指螺纹面在施术部位上做轻柔的小幅度环旋运动，频率每分钟 120～160 次。

④三指揉法：食指、中指、无名指并拢，三指螺纹面着力，操作术式与中指揉法相同。拇指揉法是以拇指螺纹面着力于施术部位，其余四指置于相应的位置以支撑助力，腕关节微悬。拇指及前臂部主动施力，使拇指螺纹面在施术部位上做轻柔的环旋运动，频率每分钟 120～160 次。

3）动作要领及注意事项

①揉法应吸定于施术部位，带动皮下组织一起运动。

②动作要灵活而有节律性，频率每分钟 120～160 次，但也有特例，如指揉法在面部可以缓慢揉动 3 次，然后按 1 次，形成"揉 3 按 1"的连续

操作。

③往返移动时应在吸定的基础上进行，大鱼际揉法腕部宜放松，指揉法腕关节要保持一定的紧张度，掌根揉法腕关节自然放松并略背伸。

④操作时揉法所施压力要小，向下的压力不可过大。

4）适应范围

揉法接触面可大可小，刺激平和舒适。指揉法接触面小、力弱，适于头面部穴；大鱼际揉法属揉法中的特例，因其腕部的旋动、摆动，而使大鱼际部产生揉压动作，适用于腹部、面部、颈项部及四肢部的经络腧穴；掌根揉法面积较大，力沉稳适中，多用于背腰、四肢及胸腹部经络腧穴；肘揉法力最重，多用于背、腰、臀及股后部的经络腧穴。

（3）滚法

1）定义

用手掌尺侧面的背部及掌指关节背侧突起处，在操作部位做来回翻掌、旋转动作称滚法。滚法是"滚法推拿流派"的主要手法。具有体表接触面积大，刺激力量强，而且又十分柔和的特征，主要用于治疗运动系统和周围神经系统疾病。

2）动作要领及注意事项

①前臂旋转与腕关节屈伸两个动作一定要协调，即前臂旋前时，腕关节一定要伸展，以小鱼际肌为着力部位；反之，在前臂旋后时，腕关节一定要屈曲，以第五、第四掌骨的背侧为着力部位。如此在体表部位上产生持续不断地来回滚动，其滚动频率每分钟120～160次。

②躯体要正直，不要弯腰屈背，不得晃动身体。

③肩关节自然下垂，上臂与胸壁保持5～10厘米距离，上臂千万不要摆动。

④腕关节要放松，屈伸幅度要大，约120°（屈腕约80°，伸腕约40°）。

⑤忌手背拖来拖去摩擦移动、跳动、顶压及手背撞击体表治疗部位。

⑥手指均需放松、自然，不要有意分开，也不要有意握紧。

3）适应范围

常用于腰背部、臀部、腹部及四肢部位。

2. 摩擦类手法

以掌、指或肘贴附在体表做直线或环旋移动，包括摩法、擦法、推法、搓法、抹法等。

中医特色外治疗法

（1）摩法

1）定义

用手掌或指腹在体表，做环形或直线、有节律的摩动手法称摩法。有指摩法和掌摩法两种。

2）操作方法

①指摩法：术者手指并拢，指掌部自然伸直，腕微屈曲，以食指、中指、无名指及小指的中节和末节指腹贴附于施术部位的皮肤上，做直线或环旋摩动的手法，称指摩法。

②掌摩法：术者手掌自然伸直，腕关节放松，贴附于施术部位，以掌心和掌根为着力点，在腕及前臂带动下，持续、连贯、有节奏地环转摩动，叫掌摩法。可单手或两手同时操作。

3）动作要领及注意事项

摩动时要压力均匀、一致，动作轻柔。指摩宜快，约每分钟120次。掌摩稍重、缓，以每分钟100次为宜。宜遵《石室秘录》："摩法不宜急，不宜缓，不宜轻，不宜重，以中和之义施之。其后掐法属按，揉法，推、运、搓、摇等法，均从摩法出也。"摩法可做顺时针摩动或逆时针摩动，以顺时针为主。"顺摩为补，逆摩为泻""急摩为泻，缓摩为补"。

4）适用范围

摩法是最古老的推拿手法，消郁散结的作用较好。《圣济总录》："摩其壅塞，以散郁结。"指摩法接触面较小，适于颈项、面部、四肢等部位的经络腧穴，而掌摩法接触面大，多适用于胸腹、背腰等部位的经络腧穴。

（2）擦法

1）定义

用手掌紧贴皮肤，稍用力下压并做上下向或左右向直线往返摩擦，使之产生一定的热量，称为擦法。擦法以皮肤有温热感为度。有掌擦、鱼际擦和侧擦之分。

2）操作方法

上肢放松，腕关节自然伸直，用全掌或大鱼际或小鱼际为着力点，作用于治疗部位，以上臂的主动运动，带动手做上下向或左右向的直线往返摩擦移动，不得歪斜，更不能以身体的起伏摆动带动手的运动。

3）动作要领及注意事项

①摩擦时往返距离要拉长，而且动作要连续不断，如拉锯状，不能有间

歇停顿。如果往返距离太短，容易擦破皮肤；当动作有间歇停顿，就会影响到热能的产生和渗透，从而影响治疗效果。

②压力要均匀而适中，以摩擦时不使皮肤起皱褶为宜。

③施法时不能操之过急，呼吸要调匀，千万莫屏气，以伤气机。

④摩擦频率一般每分钟 100 次左右。

⑤治疗部位应暴露，可涂适量的润滑油或配制药膏，既可防止擦破皮肤，又可通过药物的渗透以加强疗效。

4）适用范围

掌擦法多用于胸胁及腹部，小鱼际擦法多用于肩背、腰臀及下肢部；大鱼际擦法在胸腹、腰背、四肢等部位均可运用。

（3）推法

1）定义

以指、掌、拳或肘部着力于体表一定部位或穴位上，做单方向的直线或弧形推动称为推法。

2）操作方法

①指推法：包括拇指端推法、拇指平推法和三指推法。

a. 拇指端推法：以拇指端着力于施术部位或穴位上，其余四指置于对侧或相应的位置以固定，腕关节略屈并向尺侧偏斜。拇指及腕部主动施力，向拇指端方向呈短距离单向直线推动。

b. 拇指平推法：以拇指螺纹面着力于施术部位或穴位上，其余四指置于其前外方以助力，腕关节略屈曲。拇指及腕部主动施力，向其食指方向呈短距离、单方向直线推进，在推进的过程中，拇指螺纹面的着力部分逐渐偏向桡侧，且随着拇指的推进，腕关节应逐渐伸直。

c. 三指推法：食指、中指、无名指并拢，以指端着力于施术部位上，腕关节略屈。前臂主动摆动，通过腕关节及掌部使食指、中指及无名指三指向指端方向做单方向直线推进。

②掌推法：以掌根部着力于施术部位，腕关节略背伸，肘关节伸直。以肩关节为支点，上臂主动运动，使掌根部做单方向直线运动。

③拳推法：手握实拳，以食指、中指、无名指及小指四指的近侧指间关节的突起部着力于施术部位，腕关节挺劲伸直，肘关节略屈，以肘关节为支点，前臂主动运动，向前做单方向直线推动。

3）动作要领及注意事项

①推法着力部位要紧贴体表。

②推动的速度应缓慢均匀，压力平稳适中。

③保持单方向直线推动。

④拳、肘推法宜顺肌纤维走行方向推动。

⑤推动的速度不可过快，压力不可过重或过轻。

⑥不可推破皮肤。为防止损伤皮肤，可使用介质。

4）适用范围

指推法接触面小，推动距离短，施力柔中带刚，易于查找和治疗小的病灶，故常用于足部、手部、项部和面部的经络腧穴；掌推法接触面大，推动距离长，力量柔和而沉实，多用于背腰部、胸腹部及四肢部的经络腧穴；至于拳推法和肘推法，因施力刚猛，故一般只用于背部脊柱两侧及股后侧的经络腧穴。

（4）搓法

1）定义

用两掌夹住肢体的一定部位，相对称用力做方向相反的往返快速搓揉或做顺时针回环搓揉，即双掌对揉的动作，称为搓法。

2）动作要领及注意事项

①搓动时双手动作幅度要均等，用力要对称。

②搓揉时频率可快，但在体表移动要缓慢。

③双手挟持肢体时力量要适中。挟持过重，搓不动；挟持过轻，搓不到。

3）适用范围

此法属推拿手法中一种辅助手法，常作为四肢、胁肋部、腰背部推拿治疗的结束手法。具疏通经络、调和气血、放松肌肉等作用。

（5）抹法

1）定义

用拇指螺纹面或掌面在施术部位行上下或左右及弧形曲线的抹动，称为抹法。抹法实为成人推拿手法中的平推法与小儿推拿中的旋推法、分推法及合推法的综合动作，可分为指抹法与掌抹法两种。

2）操作方法

①指抹法：以单手或双手拇指螺纹面置于施术部位上，其余指置于相应

的位置以固定助力。以拇指的掌指关节为支点，拇指主动运动，做上下或左右，直线往返或弧形曲线的抹动，或做拇指平推然后拉回，或做分推、旋推及合推，可根据施术部位的不同灵活运用。

指抹法亦可以食指、中指与无名指螺纹面于额颞部操作。即受术者仰卧位，施术者置方凳坐于其头端。以两手食指、中指和无名指螺纹面分置于前额部近正中线两侧，以腕关节为支点，掌指部主动施力，自前额部向两侧分抹，经太阳穴至耳上角，可反复操作。

②掌抹法：以单手或双手掌面置于施术部位上。以肘关节和肩关节为双重支点，前臂与上臂部协调用力，腕关节适度放松，做上下或左右，直线往返或弧形曲线的抹动。

3）动作要领及注意事项

①抹法属于易学难精之法，操作时手指螺纹面或掌面要紧贴施术部位皮肤，用力均匀，动作柔和。

②注意抹法与推法的区别：推法是保持单方向直线推动，有去无回；抹法是机动灵活，或上或下，或左或右，或直线或曲线。

4）适用范围

指抹法活动范围小，多用于面部、颈部的经络腧穴；掌抹法活动的范围较大，一般多用于背腰部经络腧穴。

3. 挤压类手法

用指、掌或肢体其他部位按压或对称挤压体表，包括按法、点法、压法、拿法、捻法等。

（1）按法

1）定义

以指、掌等节律性按压施术部位，称按法。包括指按法和掌按法。按法常与揉法相结合，组成"按揉"复合手法。

2）操作方法

①指按法：以拇指端或螺纹面置于施术部位或穴位上，其余四指张开，置于相应位置以支撑助力，腕关节悬屈并向尺侧偏斜。以腕关节为支点，掌指部主动施力，做与施术部位垂直的按压。当压力达到所需的力量后，稍停片刻，即所谓"按而留之"，然后松劲撤力，再重复上述动作，使按压动作既平稳又有节奏性。

②掌按法：以单手或双手掌面置于施术部位，以肩关节为支点，利用身

体上半部的重量，通过上臂、前臂及腕关节传至手掌部，垂直向下按压，施力原则同指按法。

按法除用指、掌部操作外，亦可用肘部操作。以肘施按时，当屈肘，以肘的尺骨鹰嘴为着力面并巧用身体上半部的重量进行节律性按压。

3）动作要领及注意事项

①指按法宜悬腕。当腕关节悬屈 $40°\sim60°$ 时，拇指易于发力。

②掌按法应以肩关节为支点。

③按压的用力方向多为垂直向下或与受力面相垂直。

④用力要由轻到重，稳而持续，使刺激充分达到机体组织深部。

⑤要有缓慢的节律性，不可突施暴力。

⑥按法用力原则是由轻到重，结束时由重到轻，手法操作忌突发突止，暴起暴落，同时一定要了解受术者的骨质疏松情况，避免手法不当造成骨折。

4）适用范围

指按法多用于头面部及四肢躯干部的经络腧穴。掌按法、肘按法多用于脊柱的经络腧穴。

（2）点法

1）定义

以指端或关节突起部点压施术部位，称点法。主要包括指点法和肘点法两种。

2）操作方法

①拇指端点法：手握空拳，拇指自然伸直并紧靠于食指中节，用拇指指端着力，垂直点按一定的治疗部位或经络穴位，逐渐用力点按一会儿，然后放松一会儿再点按。

②屈拇指点法：将拇指之间关节屈曲，运用关节突起部分着力，垂直于经点按的治疗部位或经络穴位，逐渐用力点按一会儿，然后放松一会儿再点按。

③屈食指点法：将食指屈曲，运用第一指间关节突起部分着力，垂直点按的治疗部位或经络穴位，逐渐用力按一会儿，然后放松一会儿再点按。要求点按力应垂直向下，用力要适中，切忌突然发力。点法还可以用器具来操作，如点穴棒等。

3）动作要领及注意事项

①取穴宜准，用力宜稳。准确取穴后，要由轻而重，平稳持续地施力，使刺激充分达到机体组织深部，从而获得手法治疗所特有的"得气"效果。点法结束时要逐渐减力，其总的施力过程为：轻→重→轻。

②点法宜间断性操作，宜隔日施术，以避免耗损正气过多。

③点后宜用揉法，以避免气血积聚及点法所施部位局部软组织损伤。

④不可施用暴力或蛮力。突然发力或突然收力施用点法，均会给人体造成更大的不适和痛苦。

4）适用范围

指点法多用于全身的经络腧穴，肘点法多用于腰背部及四肢部肌肉丰厚的经络腧穴。

（3）压法

1）定义

以拇指指腹、掌面或肘部尺骨鹰嘴为着力点，按压体表治疗部位，称为压法。具有压力大、刺激强的特点。在临床上有指压法、掌压法、肘压法之分。

2）动作要领及注意事项

①施术者肘关节屈曲，以肘尖部（即尺骨鹰嘴）为着力点，压在体表治疗部位。

②压力要平稳缓和，不可突然发力。

③肘压力量以受术者能忍受为原则。

3）适用范围

指压法、掌压法多用于全身，肘压法多用于腰背部及四肢部肌肉丰厚处。

（4）拿法

1）定义

用拇指和食指、中指或其余四指相对用力，提捏或揉捏某一部位或穴位，称为拿法。

2）动作要领及注意事项

①一定要以诸手指罗纹面相对用力，去捏住治疗部位肌肤并逐渐用力内收，将治疗部位的肌肤提起，做有节律的轻重交替而又连续的提捏或揉捏动作。

②腕关节要放松，巧妙地运用指力，诸指动作要协调、柔和、灵活。

③力量要由轻到重，轻重和谐，不可用指端去抠掐。

④本法的刺激性较强，特别是在三指拿法之后，常继以揉法，以缓减刺激。

3）适用范围

常配合其他手法用于颈项、肩部、四肢等部位。

（5）捻法

1）定义

用拇指的罗纹面与食指的罗纹面或桡侧缘相对捏住所需治疗部位，稍用力做对称的如捻线状的快速捻动，称为捻法。

2）动作要领及注意事项

①捻动时要轻快柔和，灵活连贯，每分钟 200 次左右。

②用力要对称、均匀，不可呆滞。

3）适用范围

捻法多用于头部、颈项部、四肢及脊背。

4. 振动类手法

以较高频率的节律轻重交替刺激，持续作用于人体，如抖法、振法等。

（1）抖法

1）定义

用双手握住肢体远端，用力做缓缓地、连续不断的、小幅度的上下抖动，称为抖法。本法属比较轻松、柔和、舒畅的一种手法。抖法在临床上常作为辅助或结束手法。

2）操作方法

取马步，上身微前倾，沉肩、垂肘，肘关节屈曲 130°左右，两手同时做快速小幅度的抖动，并由小缓慢增大，频率始终保持一致。

3）动作要领及注意事项

①呼吸自然、均匀、深长，不能屏气，意念在两手，令被抖动的肢体放松。

②抖动时用力要自然，抖动幅度要小，但频率要快。

③一般抖动幅度在 3~5 厘米；上肢抖法频率一般在每分钟 200 次左右；下肢抖法频率一般在每分钟 100 次左右。

④嘱受术者一定要放松肢体，配合治疗，否则无法进行。

4）适用范围

本法可用于四肢部，以上肢为常用。临床上常与搓法配合，作为治疗的结束手法。

（2）振法

1）定义

用掌或指在体表施以振动的方法，称为振法，也称振颤法。振法分为掌振法和指振法两种。

2）操作方法

用手指或手掌着力于施术部位或穴位上，前臂和手部的肌肉强力地静止性用力。

3）动作要领及注意事项

①操作时注意力集中于掌部或指部。

②振动的频率较高，着力稍重。

4）适用范围

常用于腹部、腰部及穴位处。

5. 叩击类手法

用手掌、拳背、手指、掌侧面或桑枝棒等叩打体表，包括拍法、弹拨法、击法等。

（1）拍法

1）定义

操作者用虚掌或手指，有节律地平稳拍打体表的一定部位，称为拍法。

2）操作方法

操作者用拇指指腹或手掌腹面着力，五指自然并拢，掌指关节微屈，使掌心空虚，然后以虚掌有节律地拍击治疗部位，根据着力点分为指拍法、指背拍法和掌拍法三种。

3）动作要领及注意事项

①指实掌虚，利用气体的振荡，虚实结合，要做到有拍击声，声声清脆而不甚疼痛。

②拍法要以腕力为主，灵活自如。

③一般拍打 3 ~ 5 次即可，对肌肤感觉迟钝麻木者，可拍打至表皮微红充血为度。

4）适用范围

拍打法适用于肩背、腰臀及下肢部的经络腧穴，为经络点穴推拿的结束手法。

（2）弹拨法

1）定义

用拇指深按于治疗部位，做如弹拨琴弦样的往返拨动，称为弹拨法。

2）操作方法

以拇指着力于治疗部位，向下按压，做与肌腹、肌腱、腱鞘、韧带、条索等成垂直方向的单向或来回拨动。

3）动作要领及注意事项

①拇指深按程度依病变组织而定，一般要深按至所需治疗的肌肉、肌腱或韧带组织，待出现有酸胀、疼痛的指感后，再做与上述组织呈垂直方向的往返拨动。单手拇指指力不足时，可将双手拇指重叠进行弹拨。

②本法对深部组织刺激较强，所以在使用本法后局部应加以轻快的揉摩手法，以缓解疼痛反应。

4）适用范围

常用于肌腹、肌腱、腱鞘、韧带等处。

（3）击法

1）定义

用拳背、掌根、掌侧小鱼际叩击体表，称为击法。常作为放松肌肉或结束手法。

2）操作方法

以双掌相合，五指自然微分，用小鱼际桡侧或小指桡侧为着力点去击打治疗部位，称合掌侧击法。

3）动作要领及注意事项

①合掌后以前臂旋转力为动力，带动小鱼际尺侧和小指尺侧去击打治疗部位。

②由于五指自然微分，在做击打法时因指与指间的碰撞，还会发出有节奏的响声。

4）适用范围

常用于腰背部、臀部及四肢部。

6. 运动关节类手法

使关节做被动活动的一类手法，包括摇法、背法等。

（1）摇法

1）定义

使关节做被动的环转活动，称为摇法。

2）操作方法

用一手握住或扶住被摇关节的近端肢体（有时起固定肢体的作用）；另一手握住关节的远端肢体，做缓和的环转运动，使关节产生顺时针方向或逆时针方向的转动。根据人体不同部位的要求，分为颈部摇法、腰部摇法、肩部摇法、前部摇法、腕部摇法、髋部摇法、膝部摇法、踝部摇法。

3）动作要领及注意事项

摇法动作要缓和，用力要稳，摇动方向和幅度须在受术者生理许可范围内进行，由小到大。

4）适用范围

摇法适用于四肢关节、颈腰部、臀部等。

（2）背法

1）定义

将受术者反背起，双足离地，使腰部脊椎得以牵伸，称为背法，亦称为"反背法"。

2）操作方法

施术者与受术者背靠背站立。施术者双足分开与肩等宽站稳，用双肘去勾套住受术者的肘窝部，两臂用力紧紧勾住受术者的双臂，然后屈膝、弯腰、挺臀，将受术者反背起来，使其双脚离地悬空，以牵伸受术者腰脊柱，再做快速伸膝挺臀动作，同时以臀部着力颤动或摇动患者腰部。

3）动作要领及注意事项

①操作时受术者头应后仰，贴靠于施术者背部，除双臂勾紧外，应全身放松，服从施术者的操作。

②先利用受术者自身重量，使腰段脊椎得以牵伸；然后施术者可通过身体的左右晃动或臀部挺起等动作使错位的小关节得以纠正。

4）适用范围

本法适用于腰部，对腰部扭闪疼痛及腰椎间盘突出症等常用本法配合治疗。

（四）注意事项

①施术者应经过正规培训，不仅要有熟练的推拿手法技能，还要掌握一定的中医知识。

②施术者要保持双手清洁，勤剪指甲，操作时不应戴戒指等首饰，指甲应保持短而圆润。推拿时要全神贯注。

③推拿过程中要随时关注受术者反应并询问受术者，适时地调整手法和力度。

④施术前 1 小时内，受术者不得进餐与过多饮水。

⑤施术前，受术者应排空小便，以免因膀胱中有尿液存留而引起操作时腹中不适。

⑥施术后，受术者宜卧床休息，短暂休息 3～5 分钟，可饮适量温开水。休息 10～15 分钟后，方可进行剧烈运动或活动。施术后 30 分钟，受术者方可再进餐。

⑦推拿过程中或推拿后出现脑卒中的疑似症状，应立即停止推拿，嘱受术者平卧休息，严密观察，必要时请专科医师协助诊查。

⑧如出现晕厥，除立即停止推拿外，应让受术者平卧于空气流通处，给予温白糖水（糖尿病者慎用）或温开水，休息即可。对于猝倒神昏者，可针刺水沟、十宣、中冲、涌泉、百会、关元、太冲、合谷等穴以急救。

⑨如出现椎间盘的纤维环破裂，或原有的椎间盘突出进一步加重，应做进一步检查以明确受伤的程度，搬动时应采用"平板式"移动。

⑩若用力不当致皮肤破损，应做局部消毒处理，无菌纱布敷贴，破损较轻也可局部涂敷药水，并避免在伤处操作，预防感染。

⑪施术后症状加重或出现异常反应者，应查明原因后再考虑是否继续手法施术。

⑫嘱受术者注意局部保暖。

⑬推拿操作时间、间隔及施术周期：操作时间建议为 15～20 分钟，配合其他部位操作时，时间不应超过 45 分钟，也可由施术者根据受术者的病情、身体状况等情况综合而定。2 日 1 次，2 周为 1 个疗程，疗程间以间隔 7 天为宜。

（五）禁忌证

①感染性疾病或急性传染病者。

②有出血倾向者。

③有皮肤病变的受术者。

④急性脊柱损伤诊断不明者或者不稳定性脊柱骨折及脊柱重度滑脱的受术者。

⑤肌腱或韧带完全或部分断裂者。

⑥妊娠妇女的腰骶部、臀部和腹部禁用；女性在月经期禁用或慎用；围绝经期妇女慎用。

⑦精神病患者或骨折、脱位等对手法有恐惧心理而不予合作者。

⑧不明原因的腹部膨隆、肝内胆管结石、泌尿系统结石、急腹症等不宜实施脊柱推拿者。

⑨软组织局部肿胀严重者，应查明有无其他并发症，如骨折等，对于单纯的急性软组织损伤者，早期宜慎用手法。

⑩患有严重内科疾病或年老体弱不能耐受手法者；过饥过饱、过度劳累、醉酒者。

⑪骨质疏松者。

十四、熏蒸疗法

（一）定义和分类

熏蒸是熏法和蒸法的统称，是以中医理论为指导，运用中药热力及药理作用于患部，产生一定的刺激，从而起到改善体质、缓解病痛、防治疾病的一种外治方法。熏法是将所选中药，或研粗末，置于火盆、火桶或其他容器中；或用纸片，将药末摊于纸上并卷成柱状，利用点燃后产生的烟雾，对某一特定部位进行反复烟熏，以达到防治疾病作用的一种外治方法。蒸法是利用所选取的中药，加清水煎煮后所产生的蒸汽蒸全身或身体某一特定部位，以达到防治疾病作用的一种外治方法。

（二）操作步骤与要求

1. 熏法

（1）施术前准备

1）环境要求：应保持环境安静，清洁安全，室内要有空气流通装置（单纯消毒及香薰养生除外）排出烟雾，保持空气流通；室温 24 ~ 27 ℃，湿度 60% ~ 70% 为宜。

2）体位选择：可选择坐位或卧位。根据舒适要求调整坐凳或烟熏凳、烟熏床的高矮。尽量暴露施术部位。

3）部位选择：头面（除眼部外）、躯干及四肢为建议熏法适宜部位，眼部不适宜熏法施术。根据病证选取适当部位。全身熏法仅限于养生香薰疗法。

4）消毒：参照消毒的相关规范。

5）药物：根据病情辨证处方，所用中药饮片质量应符合《中华人民共和国药典》的规定。

（2）施术方法

1）人工熏法

将药物置于火盆或火桶等容器中，或用纸片将药末摊于纸上并卷成柱状，点燃药物后产生烟雾，对准患部进行烟熏，药物应与人体保持 10 厘米左右的距离或以舒适耐受为度。

2）器械熏法

利用点燃置于烟熏箱等器械内的药物而产生的烟雾，对施术部位进行烟熏，药物应与人体保持 10 厘米左右的距离或以舒适耐受为度。

器械主要有烟熏凳、烟熏床、烟熏箱等。施术者可根据不同症状及部位选择器械。如烟熏凳：点燃以艾绒为主要原料制成的艾柱或艾条，受术者坐于上方，直接烟熏臀部会阴区及肛门部，借助药物温热刺激，可起到振奋全身阳气、驱散寒邪、温通经络、行气活血、补中益气等作用。主要适用于阳虚、气虚、痰湿、血瘀等体质人群的调理。

（3）温度及时间

1）一般原则：施术温度及时间因人而异，在推荐区间内以舒适为原则。过热或剧痛时，应调整烟熏部位与烟熏物间的距离；有温度调控装置的，应控制在 34 ~ 41 ℃，时间在 15 ~ 35 分钟。

2）不同部位适宜体表温度：头面部（除眼部外）熏法：34～38℃；躯干及四肢熏法：37～41℃。

3）不同部位适宜熏法时间：头面部（除眼部外）熏法：15～25分钟；躯干及四肢熏法：26～35分钟。

（4）施术后处理

1）人员护理：局部熏过的皮肤，可有微红或微烫、疼痛的情况，属正常现象。若非暴露皮肤的熏法，应换去熏过的衣服，用温水擦干皮肤，换上清洁衣服；若皮肤因熏法有疼痛感而无破损，擦洗时应注意不能用力，以防皮肤破损。其他情况按注意事项处理。

2）器械保养：熏法结束后，移掉烟熏药物及工具，熄灭烟火。

2. 蒸法

（1）施术前准备

1）环境要求：应保持环境安静，清洁卫生，空气流通，室温24～27℃，湿度60%～70%为宜。

2）体位选择：使用局部蒸法，可选择坐位或卧位，根据舒适要求调整坐凳、蒸汽箱、熏蒸床、熏蒸机、熏蒸仪的高矮，尽量暴露施术部位。应用全身蒸法时应露出头面部。

3）部位选择：全身、头面、眼部、躯干及四肢为建议蒸法适宜部位。根据病证选取适当部位。

4）消毒：参照消毒的相关规范。

5）药物：根据疾病的病情和体质选择。

（2）施术方法

1）人工蒸法

先把配伍中药加2500毫升冷水浸泡1小时，再将中药用大锅加水煎煮，按照《医疗机构中药煎药室管理规范》煎好药物后，用干净纱布过滤后倒入蒸汽盆等相应容器中，兑入适量的热水，利用蒸汽蒸相应部位。全身蒸法者应将煎煮过滤后的药液倒入较大的蒸汽桶等容器中，露出头面部，进行蒸汽治疗。

2）器械蒸法

将中药饮片或加工过的中药饮片按要求放入蒸汽箱等器械中加热，利用蒸汽对身体进行蒸疗。全身蒸疗时，应露出头面部，关上（舱）门，开定时器，即有温热的药蒸汽喷出，并均匀舒适地冲击全身。

中医特色外治疗法

器械主要有蒸汽床、蒸汽箱、蒸汽仪、蒸汽桶、蒸汽舱等。施术者可根据不同症状及部位选择器械。如蒸汽床：把中药饮片放入蒸汽床内并加热，受术者平躺于上方，蒸汽直接作用于受术者躯干或四肢，借助药物产生温热刺激，可起到发汗解表、温经止痛、活血通络、补中益气、缓解疲劳等作用。主要适用于阳虚、气虚、痰湿、血瘀等体质人群的调理。

（3）温度及时间

1）一般原则：施术温度及时间因人而异，在推荐区间内以舒适为原则。过热或剧痛时，应调整施术部位与蒸汽间的距离；有温度调控装置的，应控制在 33～42 ℃，时间在 15～35 分钟。

2）不同部位适宜的体表温度：全身（除头部外）蒸法：37～43 ℃；头面部（除眼部外）蒸法：37～41 ℃；躯干及四肢蒸法：35～42 ℃；眼部蒸法：33～38 ℃。

3）不同部位适宜的蒸法时间：全身（除头部外）蒸法：26～35 分钟；头面部（除眼部外）蒸法：15～35 分钟；躯干及四肢蒸法：26～35 分钟；眼部蒸法：15～25 分钟。

（4）施术后处理

1）人员护理：施术后应换去潮湿衣服，用温水擦干皮肤，换上清洁衣服；若皮肤因蒸疗有疼痛感而无破损，擦洗时应注意，不能用力，以防皮肤破损；若有热烫而致皮肤红肿或破损者等情况，应给予相应处理。其他情况按注意事项处理。

2）器械保养：蒸法结束后，关掉蒸汽器械的电源，将蒸汽器械中的药物清除干净。

（三）注意事项

①熏蒸治疗期间注意避风寒，禁用冷水洗浴，忌食生冷之物。

②熏蒸用药需依证选方，必要时请咨询医师。

③熏蒸前排空大小便，熏蒸前后要适量饮水。

④熏蒸过程中应根据受术者对温度的耐受程度随时进行调节，密切观察其反应。

⑤熏蒸操作温度宜从低到高，以耐受为度，防止烫伤。

⑥熏蒸无效或病情反而加重者，应停止熏蒸，及时就医。

⑦对熏蒸所用药物过敏者，应停止熏蒸，严重者及时就医。

⑧体质虚弱者熏蒸时要有专人陪护，避免烫伤、着凉或发生意外。

⑨根据不同体质选用不同的熏蒸方案。

（四）禁忌证

①急性传染病、心功能不全、慢性肺心病、高血压病血压未稳定期、严重肾脏疾病、重度贫血、恶性肿瘤、主动脉瘤、出血倾向、眼部新鲜出血性疾病、癫痫、精神病、过敏性哮喘、青光眼、严重动脉闭塞性疾病、糖尿病严重肢体缺血或发生肢体干性坏疽者等。

②妇女妊娠期和月经期。

③欲生育期男性的全身、下腹部及会阴部熏蒸。

④饭前、饭后半小时内，饥饿及过度疲劳者。

⑤有开放性创口、感染性病灶的情况及年龄过大或体质特别虚弱者。

⑥体质属阴虚阳亢、邪实内闭及内热炽盛等证型者。

十五、熥疗

（一）定义

将装有多味中药的药袋放入加热装置内蒸熥加热后，外敷于体表特定部位进行持续加温，借其热力和药力来达到预防疾病的一种中药外治疗法，属于湿熥疗法。

（二）操作步骤与要求

1. 操作前准备

（1）环境要求

治疗环境：宜设置单间，室内通风良好，安静整洁。

配置设施：医用治疗床，薄棉被，阻燃操作台。

（2）治疗器械准备

双层蒸锅、铁锅或瓷锅等可加热装置，红外线测温仪，持物钳，无菌布，卫生纸。

药袋：用白色无纺布缝制（实际药包大小可根据操作者和患者需求进行调整）。

（3）适用人群

适合 18～70 岁，且符合中药熥疗适应证的人群。

（4）患者更衣

宽松易脱、纯棉制品的衣裤。

（5）部位选择

患者按亚健康人群和疾病人群分类取穴。部位选择根据病情而定。

（6）体位选择

根据患者疾病的不同部位选取仰卧、俯卧或侧卧位进行治疗。

（7）治疗前皮肤检查

首先检查治疗部位有无皮肤破损、红肿或感觉障碍。检查合格后使用清洁湿毛巾擦拭治疗部位。

2. 具体操作方法

（1）药包准备

根据病情选择适当的中药，将调配好的中草药研磨成粉剂置于布袋内并封口（实际药包方剂可辨证进行选取）。

（2）药包加热与消毒

器皿内加水后将药包放置蒸架上加热至水开（100 ℃），持续 30～50 分钟。

注：按照《中医医疗技术相关性感染预防与控制指南（试行）》第五部分《中医敷熨熏浴类技术相关性感染预防与控制指南（试行）》执行。

（3）药包放置

待药包彻底蒸透，其表面温度达到 80～90 ℃时，施术者戴好口罩和一次性手套，用持物钳夹出一个熥疗药包，晾至 40～50 ℃，再从锅里取出另外一个蒸熥好的药包，晾至 60～70 ℃。将后取出的温度高的药包放在先前取出的药包上面，同时把两个药包拿起，将温度低的药包一面平整放置于患者的治疗部位上。随后在药包上加盖无菌布，最后覆以薄棉被保温。总治疗时间为 20～30 分钟，治疗到 10～15 分钟时将两药包位置互换继续治疗。治疗每日 1 次，10～15 日为一个疗程。两个疗程之间间隔 4～5 天。

（4）施术后处理

治疗结束后施术者将药包收起，使用卫生纸将患者治疗部位擦拭干净，待患者汗出停止后方可离开。

（三）注意事项

①药包使用前需要干燥，治疗期间施术者于床旁停留半分钟，观察患者对药包的耐热程度，观察患者治疗部位是否有红肿热痛、是否起水疱等。患者治疗部位皮肤近期如应用过外用药膏，可能会增强皮肤敏感性，应注意烫伤及不良反应的发生。对于敏感皮肤的患者，治疗时间应适当缩短。

②勿空腹或过饱进行本项治疗，治疗前后应适当补充温开水，治疗后出现皮肤表面发红、汗出属正常现象，但应注意避风寒，勿用化妆品，勿洗澡，尤其注意头颈部、腰部、四肢、足部的保暖，治疗后待汗止后方可离开。可能出现局部皮肤泛红、肿胀，甚至脱屑及色素沉着等反应，这种情况多为中药熥疗的疗效体现，数日后可自然消失。

③中药熥疗药包的废弃处理——参照《中医医疗技术相关性感染预防与控制指南（试行）》第五部分《中医敷熨熏浴类技术相关性感染预防与控制指南（试行）》。

（四）禁忌证

①各种皮肤病，指局部皮肤有创伤、溃疡、感染或有严重的皮肤病者。

②孕妇腹部、腰骶部及某些可促进子宫收缩的穴位，如合谷、三阴交等应禁止中药熥疗，有些药物如麝香等孕妇禁用，以免引起流产。

③其他急性疾病，如高热、急性化脓性炎症、厌氧菌感染、恶性肿瘤、结核、心力衰竭、呼吸衰竭、肾衰竭、心肌梗死、主动脉瘤、出血性疾病、重症糖尿病、温热感觉障碍、周围循环障碍、严重水肿、经深部放射性治疗的患者。

④意外情况及不良反应处理。烫伤处理：烫伤后出现较小的水疱可待其自行吸收，若水疱较大则应用无菌针头吸出水疱中的组织液并涂以烫伤药膏以避免感染，并促进伤口愈合。过敏反应处理：如治疗中出现皮肤发红、发痒、红肿，应及时停药，并用蒸馏水清洗局部。如出现心悸、心慌、血压升高等症状，应嘱患者静卧监测血压，如未缓解则应对症治疗。

十六、足浴疗法

(一) 定义

中药足浴疗法是通过足部药浴，使药性通过穴位直达脏腑，并施以足部穴位按摩，以疏通经气、调理气血，达到托毒透邪、补肾活血作用的一种方法。

(二) 操作要点和步骤

①药浴：根据配方配制中药汤剂，并将温度控制在 40 ~ 50 ℃，患者把足浸泡在药液里 30 分钟。

②按摩：根据患者病情按摩足部相应穴位。

③叩击：用特殊工具叩击患者穴位 10 分钟，以促进血液循环。

(三) 注意事项和禁忌证

①饥饿、极度疲劳或酒醉后的患者，足部有皮肤破损或烧烫者，严重心脏病、肝病患者及精神病患者不宜应用足浴疗法。

②严重骨质疏松者，关节韧带的撕裂伤、断裂伤患者，各关节部位创伤性骨膜炎急性期患者禁止使用足浴疗法。

③胃、十二指肠急性穿孔者，有出血性体质的患者或倾向者不宜应用足浴疗法。

④有糖尿病、下肢神经炎等导致下肢感觉减退者，要注意水温和泡足的时间，防止烫伤。

十七、揿针疗法

(一) 定义

揿针，又称揿钉型皮内针，是一种形似图钉状的针，针柄扁平状，针体约一至二分长，一般多用于皮内针或耳针。其作用是给皮部以微弱而较长时间的刺激，以达到防治疾病的目的。

（二）特点

①操作简单，安全无痛。本法只及皮下不达深层，不会伤及脏腑、神经及大血管。

②起效迅速，疗效持久。皮内针疗法疗效可靠，起效迅速，特别是对疼痛性疾病可达针到痛减之效。

③方便运动，适应证广。在运用过程中不影响患者运动，避免了体针固定单一姿势给患者带来的痛苦，还可令患者适当运动。

（三）操作步骤与要求

1. 施术前的准备

（1）针具的选择

1）临床所使用的揿针针具应符合规范针灸针的规定。

2）根据疾病和操作部位的不同，选择相应的皮内针。注意针身应光滑、无锈蚀，针尖应锐利、无倒钩。

3）为防止针刺意外事故的发生和交叉感染，应使用一次性无菌揿针，在每次使用前，均应严格检查。如发现有损坏等不合格者，应予剔除。

（2）部位选择

宜选择易于固定且不妨碍活动的腧穴。

（3）体位选择

针刺时对受术者体位的选择，宜选择受术者舒适、施术者便于操作的治疗体位。临床上常用的体位有卧位、坐位。

1）卧位

下列为常用卧位体位：

①仰卧位：适用于头面部、颈部、胸腹部、四肢的穴位。

②俯卧位：适用于头部、颈部、腰背部、四肢的穴位。

③侧卧位：适用于腰背部及单侧头面部、颈部、四肢等身体侧面的穴位。

2）坐位

下列为常用坐位体位：

①仰靠坐位：适用于头面部、颈部、上肢和胸部的穴位。

②俯伏坐位：适用于头部、颈部、上肢和肩背部的穴位。

③侧伏坐位：适用于头面部、耳部、颈部、上肢和肩背部的穴位。

2. 环境要求

应注意环境清洁卫生，避免污染，环境温度应保持在 26 ℃左右，并注意避风。

3. 消毒

1）施术者消毒：施术者双手应先用肥皂水清洗干净，再用 75% 乙醇擦拭。

2）针刺部位消毒：应选用 75% 乙醇棉球在施术部位由中心向外环形擦拭。

3）针具消毒：可选择高压蒸汽灭菌。针具使用前至少经压力蒸汽灭菌 1 次，压力蒸汽灭菌应符合规范的消毒规定。建议选择一次性无菌针具，须注意一次性无菌针具的保质期。

4. 施术方法

1）进针和固定：一手持镊子夹持针尾直刺入腧穴皮内。宜用脱敏胶布覆盖针尾、粘贴固定。

2）固定后刺激：宜每日按压胶布 3 ~ 4 次，每次约 1 分钟，以受术者耐受为度，两次间隔约 4 小时。埋针时间宜 2 ~ 3 天，可根据气候、温度、湿度的不同，适当调整，同一部位出针 3 天后可再次埋针。

3）出针：一手撕开固定胶布，直接将针取出。

5. 施术后处理与局部护理

施术后，应用消毒干棉球按压针孔，局部常规消毒。

6. 施术后不良情况的处理

埋针部位出现异常疼痛时，应调整针的深度、方向，若调整后仍未缓解应出针。埋针期间局部发生感染应立即出针，一般为轻度感染，可局部涂抹碘伏或安尔碘，保持局部皮肤的清洁，饮食宜清淡；若感染较重，须就医进行专科处理。埋针期间发生过敏者应立即出针，一般轻度过敏表现为施术局部皮肤的反应，可涂抹抗过敏药膏；若过敏症状较重，须就医进行专科处理。

（四）注意事项

初次接受治疗的患者，应首先消除其紧张情绪。老人、儿童、孕妇、体弱者，治疗量不宜过大。关节和颜面部慎用。

（五）禁忌证

①红肿、皮损局部及皮肤病患部。
②紫癜和瘢痕部。
③体表大血管部。
④孕妇下腹、腰骶部。
⑤金属过敏者。
⑥危险烈性传染病。

十八、五禽戏

五禽戏是中国传统导引养生的一个重要功法，其创编者华佗在《庄子》"二禽戏"（"熊经鸟伸"）的基础上创编了"五禽戏"。其名称及功效据《后汉书·方术列传·华佗传》记载："吾有一术，名五禽之戏：一曰虎，二曰鹿，三曰熊，四曰猿，五曰鸟。亦以除疾，兼利蹄足，以当导引。体有不快，起作一禽之戏，怡而汗出，因以著粉，身体轻便而欲食。普施行之，年九十余，耳目聪明，齿牙完坚。"

南北朝时陶弘景在其《养性延命录》中有比较详细的记载："虎戏者，四肢距地，前三掷，却二掷，长引腰，侧脚仰天，即返距行，前、却各七过也。鹿戏者，四肢距地，引项反顾，左三右二，左右伸脚，伸缩亦三亦二也。熊戏者，正仰以两手抱膝下，举头，左擗地七，右亦七，蹲地，以手左右托地。猿戏者，攀物自悬，伸缩身体，上下一七，以脚拘物自悬，左右七，手钩却立，按头各七。鸟戏者，双立手，翘一足，伸两臂，扬眉鼓力，各二七，坐伸脚，手挽足距各七，缩伸二臂各七也。夫五禽戏法，任力为之，以汗出为度，有汗以粉涂身，消谷食，益气力，除百病，能存行之者，必得延年。"陶弘景在该书中，不但对五禽戏的具体操作步骤进行了描绘，而且提出了五禽戏的锻炼原则——"任力为之，以汗出为度"。

十九、八段锦

1. 概述

在我国古老的导引术中，八段锦是流传最广，对导引术发展影响最大的一种。八段锦有坐八段锦、立八段锦之分，北八段锦与南八段锦，文八段锦与武八段锦，少林八段锦与太极八段锦之别，在我国深受知识分子和练习者的喜爱。

2. 修炼方法

（1）坐式八段锦

1）宁神静坐：采用盘膝坐式，正头竖颈，两目平视，松肩虚腋，腰脊正直，两手轻握，置于小腹前的大腿根部。要求静坐 3～5 分钟。

2）手抱昆仑：牙齿轻叩二三十下，口水增多时即咽下，谓之"吞津"。随后将两手交叉，自身体前方缓缓上起，经头顶上方将两手掌心紧贴在枕骨处，手抱枕骨向前用力，同时枕骨后用力，使后头部肌肉产生一张一弛的运动。如此行十数次呼吸。

3）指敲玉枕：接上式，以两手掩位双耳，两手的食指相对，贴于两侧的玉枕穴上，随即将食指搭于中指的指背上，然后将食指滑下，以食指的弹力缓缓地叩击玉枕穴，使两耳有咚咚之声。如此指敲玉枕穴十数次。

4）微摆天柱：头部略低，使头部肌肉保持相对紧张，以左右"头角"的颈，将头向左右频频转动。如此一左一右地缓缓摆撼天柱穴 20 次左右。

5）手摩精门：做自然深呼吸数次后，闭息片刻，随后将两手搓热，以双手掌推摩两侧肾俞穴 20 次左右。

6）左右辘轳：接上式，两手自腰部顺势移向前方，两脚平伸，手指分开，稍作屈曲，双手自胁部向上划弧如车轮形，像摇辘轳那样自后向前做数次运动，随后再按相反的方向自前向后做数次环形运动。

7）托按攀足：接上式，双手十指交叉，掌心向上，双手做上托劲；稍停片刻，翻转掌心朝前，双手做向前按推劲。稍作停顿，即松开交叉的双手，顺势做弯腰攀足的动作，用双手攀两足的涌泉穴，两膝关节不要弯曲。如此锻炼数次。

8）任督运转：正身端坐，鼓漱吞津，意守丹田，以意引导内气自中丹田沿任脉下行至会阴穴接督脉沿脊柱上行，至督脉终结处再循任脉下行。

（2）站式八段锦

1）两手托天理三焦：自然站立，两足平开，与肩同宽，含胸收腹，腰脊放松。正头平视，口齿轻闭，宁神调息，气沉丹田。双手自体侧缓缓举至头顶，转掌心向上，用力向上托举，足跟亦随双手的托举而起落。托举 6 次后，双手转掌心朝下，沿体前缓缓按至小腹，还原。

2）左右开弓似射雕：自然站立，左脚向左侧横开一步，身体下蹲成骑马步，双手虚握于两髋之外侧，随后自胸前向上划弧提于与乳平高处。右手向右拉至与右乳平高，与乳距约两拳许，意如拉紧弓弦，开弓如满月；左手捏箭诀，向左侧伸出，顺势转头向左，视线通过左手食指凝视远方，意如弓箭在手，等机而射。稍作停顿，随即将身体上起，顺势将两手向下划弧收回胸前，并同时收回左腿，还原成自然站立。此为左式，右式反之。左右调换练习6次。

3）调理脾胃须单举：自然站立，左手缓缓自体侧上举至头，翻转掌心向上，并向左外方用力举托，同时右手下按附应。举按数次后，左手沿体前缓缓下落，还原至体侧。右手举按动作同左手，唯方向相反。

4）五劳七伤往后瞧：自然站立，双脚与肩同宽，双手自然下垂，宁神调息，气沉丹田。头部微微向左转动，两眼目视左后方，稍停顿后，缓缓转正，再缓缓转向右侧，目视右后方稍停顿，转正。如此6次。

5）摇头摆尾去心火：两足横开，双膝下蹲，呈"骑马步"。上体正下，稍向前探，两目平视，双手反按在膝盖上，双肘外撑。以腰为轴，头脊要正，将躯干划弧摇转至左前方，左臂弯曲，右臂绷直，肘臂外撑，臀部向右下方撑劲，目视右足尖；稍停顿后，随即向相反方向，划弧摇至右前方。反复6次。

6）两手攀足固肾腰：松静站立，两足平开，与肩同宽。两臂平举，自体侧缓缓抬起至头顶上方转掌心朝上，向上做托举劲。稍停顿，两腿绷直，以腰为轴，身体前俯，双手顺势攀足，稍作停顿，将身体缓缓直起，双手右势起于头顶之上，两臂伸直，掌心向前，再自身体两侧缓缓下落于体侧。

7）攒拳怒目增气力：两足横开，两膝下蹲，呈"骑马步"。双手握拳，拳眼向下。顺势头稍向左转，两眼通过左拳凝视远方，右拳同时后拉。与左拳出击形成一种"争力"。随后，收回左拳，击出右拳，要领同前。反复6次。

8）背后七颠百病消：两足并拢，两腿直立，身体放松，两手臂自然下垂，手指并拢，掌指向前。随后双手平掌下按，顺势将两脚跟向上提起，稍作停顿，将两脚跟下落着地。反复练习6次。

9）作用

前四段治病：一式，两手托天理三焦，作用：上焦心肺，中焦脾胃，下焦肝肾，掌心向上托，小指和无名指有麻的感觉。二式，左右开弓似射雕，作用：向前推出的食指向上，拇指斜向上，做法正确会有麻胀的感觉。三式，调理脾胃须单举，作用：调理脾胃。四式，五劳七伤向后瞧，作用：任督通，病不生，头旋转，手下按，打通任督二脉。

后四段强身：五式，摇头摆尾去心火，作用：健肾（去心火即强身）。六式，两手攀足固肾腰，作用：健肾。七式，攒拳怒目增气力，作用：练内气。八式，背后七颠百病消，作用：血脉通畅，气血充足。

二十、太极拳

1. 定义

太极拳，是以中国传统儒、道哲学中的太极、阴阳辨证理念为核心思想，集颐养性情、强身健体、技击对抗等多种功能为一体，结合易学的阴阳五行之变化、中医经络学、古代的导引术和吐纳术形成的一种内外兼修、柔和、缓慢、轻灵、刚柔相济的汉族传统拳术。

2. 基础方法

太极拳以"掤、捋、挤、按、采、挒、肘、靠、进、退、顾、盼、定"等为基础方法。动作徐缓舒畅，要求练拳时正腰、收腭、直背、垂肩，有飘然腾云之意境。清代拳师称"拳势如大海，滔滔而不绝"。太极拳很重视练气，就是修炼人体自身的精神力，这是太极拳作为内家功夫的特点之一。

八种劲法中，掤劲是八劲之本，练太极拳不能须臾离开此劲。它是弹簧力，又如水托舟，如戥称量；是知觉力，一切外来之力皆借其辨别方向、大小。其他七劲不过是方位和做法不同另有所称。例如，掌心由内向外缠丝称为掤劲，若掌心由外向内缠丝则称为捋劲，若双手同时将掤劲交叉向外掤出，则称为挤劲。掤劲是向上向外之力，使对方之力达不到胸部，是保护自己的防御手法；捋劲是向旁的横力，三分向下，七分向后，用时要含胸、转腰、坐胯三者一致，防止对方肩击胯打；挤劲是向前推掷之力，挤在手背，另手辅之，要点在于双手用力一致，两脚抓地前弓；按劲是向前推击或上掀之力，用时须顶头悬、含胸、拔背，用腰力发出；采劲是以手抓住对方手腕和肘部向下向后下沉之力，用时要含胸缩胯，一般是先采后挒；挒劲是以手向左右上下挡开之力，用时要身躯配合以腰带动；肘劲是以肘击人，在近身时使用，有"远拳近肘贴身靠"之说；靠劲是用肩击胯打，贴身时使用。

3. 练习要求

①静心用意，呼吸自然，即练拳都要求思想安静集中，专心引导动作，呼吸平稳，深匀自然，不可勉强憋气。

②中正安舒，柔和缓慢，即身体保持舒松自然，不偏不倚，动作如行云流水，轻柔匀缓。

③动作弧形，圆活完整，即动作要呈弧形式螺旋形，转换圆活不滞，同时以腰作轴，上下相随，周身组成一个整体。

④连贯协调，虚实分明，即动作要连绵不断，衔接和顺，处处分清虚实，重心保持稳定。

⑤轻灵沉着，刚柔相济，即每一动作都要轻灵沉着，不浮不僵，外柔内刚，发劲要完整，富有弹性，不可使用拙力。

4. 对身体各部位要求

头——保持"虚领顶劲"，有上悬意念，不可歪斜摇摆，眼要自然平视，嘴要轻闭，舌抵上腭。

颈——自然竖直，转动灵活，不可紧张。

肩——平正松沉，不可上耸、前扣或后张。

肘——自然弯曲沉坠，防止僵直或上扬。

腕——下沉"塌腕"，劲力贯注，不可松软。

胸——舒松微含，不可外挺或故意内缩。

背——舒展伸拔，称为"拔背"，不可弓驼。

腰——向下松沉，旋转灵活，不可前弓或后挺。

脊——中正竖直，保持身型端正自然。

臀——向内微敛，不可外突，称为"溜臀""敛臀"。

胯——松正含缩，使劲力贯注下肢，不可歪扭、前挺。

腿——稳健扎实，弯曲合度，转旋轻灵，移动平稳，膝部松活自然，脚掌虚实分清。

5. 动作要领

虚领顶劲：头颈似向上提升，并保持正直，要松而不僵可转动，劲正直了，身体的重心就能保持稳定。

含胸拔背、沉肩垂肘：指胸、背、肩、肘的姿势，胸要含不能挺，肩不能耸而要沉，肘不能抬而要下垂，全身要自然放松。

手眼相应，以腰为轴，移步似猫行，虚实分清：指打拳时必须上下呼应，融为一体，要求动作出于意，发于腰，动于手，眼随手转，两下肢弓步和虚步分清而交替，练到腿上有劲，轻移慢放没有声音。

意体相随，用意不用力：切不可片面理解为不用力。如果打拳时软绵绵

71

的，打完一套拳身体不发热，不出汗，心率没有什么变化，这就失去打拳的作用。正确理解应该是用意念引出肢体动作来，随意用力，劲虽使得很大，外表却看不出来，即随着意而暗用劲的意思。

意气相合，气沉丹田：用意与呼吸相配合，呼吸要用腹式呼吸，一吸一呼正好与动作一开一合相配。

动中求静，动静结合：肢体动而脑子静，思想要集中于打拳，所谓形动于外，心静于内。

式式均匀，连绵不断：指每一招一式的动作快慢均匀，而各式之间又是连绵不断，全身各部位肌肉舒松协调而紧密衔接。

二十一、五音疗法

（一）定义

五音疗法，就是根据中医传统的阴阳五行理论和五音对应，用角、徵、宫、商、羽五种不同的音调的音乐来治疗疾病。《灵枢·邪客》指出："肝属木，在音为角，在志为怒；心属火，在音为徵，在志为喜；脾属土，在音为宫，在志为思；肺属金，在音为商，在志为忧；肾属水，在音为羽，在志为恐。"

（二）五音调试五脏

《管子·地员》中提到："凡听徵，如负猪豕觉而骇；凡听羽，如鸣马在野；凡听宫，如牛鸣窌中；凡听商，如离群羊；凡听角，如雉登木以鸣。"形象地描绘出了五音的意象，体现了其专有的特色。

以徵音（5-So）为主的徵调式乐曲，躁急热烈如火，节奏欢快，宜用笛奏，舒心。

以羽音（6-La）为主的羽调式乐曲，苍凉淡荡如水，风格清纯，与琴音调，补肾。

以宫音（1-Do）为主的宫调式乐曲，浑和厚重如土，旋律悠扬，应当吹笙，健脾。

以商音（2-Re）为主的商调式乐曲，悲壮铿锵如金，曲风高亢，适弹古筝，润肺。

以角音（3-Mi）为主的角调式乐曲，圆长清脆如木，曲调亲切，可伴箫声，养肝。

（三）治疗方式

1. 五音手诊调理

①宫调式乐曲（脾音土音）——平衡的感觉：《春江花月夜》《月儿高》《月光奏鸣曲》。

②羽调式乐曲（肾音水间）——按摩的享受：《二泉映月》《汉宫秋月》《喜洋洋》。

③商调式乐曲（肺音金音）——火炙的的作用：《第三交响曲》《悲怆》《嘎达梅林》。

④角调式乐曲（肝音木间）——拔罐的体会：《江南好》《春风得意》《江南丝竹乐》。

⑤徵调式乐曲（心音火音）——拍打的快感：《步步高》《狂欢》《解放军进行曲》。

2. 五音脉冲治疗

（1）宫调式乐曲

特点：风格悠扬沉静、淳厚庄重，有如"土"般宽厚结实，可入脾。可调节消化系统功能，对神经系统、精神的调节也有一定的作用。如《春江花月夜》《月儿高》《月光奏鸣曲》等。

（2）商调式乐曲

特点：风格高亢悲壮、铿锵雄伟，具有"金"之特性，可入肺；可调节呼吸系统功能，对神经系统、内分泌系统有一定的影响。如《第三交响曲》《嘎达梅林》《悲怆》。

（3）角调式乐曲

特点：构成了大地回春、万物萌生、生机盎然的旋律，曲调亲切爽朗，生气蓬勃，清澈馨香，如暖流温心，清风入梦，具有"木"之特性，可入肝；主要调节神经系统，对内分泌系统、消化系统也有调节作用。如《春之声圆舞曲》《蓝色多瑙河》《江南丝竹乐》《春风得意》《江南好》。

（4）徵调式乐曲

特点：旋律热烈欢快、活泼轻松，构成层次分明、情绪欢畅的感染气氛，具有"火"之特性，可入心；主要调节循环系统，对神经系统与精神系统疾病也有调节作用。如《步步高》《狂欢》《解放军进行曲》《卡门序曲》等。

（5）羽调式音乐

特点：风格清纯，凄切哀怨，苍凉柔润，如天垂晶幕，行云流水，具有"水"之特性，可入肾。主要对泌尿与生殖系统有调节作用。如《梁祝》《二泉映月》《汉宫秋月》《轻骑兵进行曲》《喜洋洋》。

各　论

一、糖尿病

【概述】糖尿病是一组以慢性血糖增高为特征的代谢综合征，一般是由胰岛素分泌不足和（或）胰岛素功能缺陷引起。长期血糖、脂肪及蛋白质的代谢紊乱，可引起眼、心、肾、神经、血管、皮肤等多脏器多组织的病变、功能减退，甚至功能衰竭。本病是常见的内科疾病，可造成生活质量下降，减少寿命，致残率、病死率高，应引起重视，积极防治。本病一般属于中医"消渴"的范畴。中医药治疗糖尿病具有辅助降糖、改善症状、防治并发症之优势，有较大的临床实用价值。

【病因病机】糖尿病的病因和发病机制较为复杂，至今未能完全确定。不同类型的糖尿病，病因不尽相同，即使同一类型的糖尿病，病因亦存在异质性。一般而言，发病与遗传因素和环境因素都有关系。

中医认为，本病主要是先天禀赋不足，肾精亏虚，后天劳逸失度，饮食不节，精失充养，致阴精亏损，燥热偏盛，阴虚为本，燥热为标，病位主要在肺、脾、肾三脏，以津液输布代谢失常为主要病机。肺不布津则口渴多饮；脾失升津，不能为胃行其津液，则见乏力、消瘦、纳差等症；病久阴液耗伤，肾阴亏虚，上扰心肺见烦渴多饮，中灼脾胃见消谷善饥，下焦不摄见尿浊、夜尿增多。发病日久失治，阴损及阳、阴阳两虚，痰瘀内结，全身脏腑功能失常，变证蜂起，而见中风、心悸、胸痹、水肿、关格、泄泻、痹证、雀目、坏疽等多种并发症。

【临床表现】典型症状为多饮、多食、多尿和消瘦，即"三多一少"。随着疾病的发展，可见相关并发症的症状，如视物模糊、皮肤瘙痒、心悸胸闷、便秘或腹泻、尿路感染、肢体麻木等。血糖是本病的主要诊断依据，同时，糖化血红蛋白检测、胰岛素释放试验、胰岛素抗体检测、尿蛋白相关检测、眼底检查、肌电图、血管彩超等辅助检查，对病情的严重情况及其并发症的评估有重要的作用。

中医特色外治疗法

【治法】

(一) 针刺疗法

处方 1

取穴：中脘、下脘、气海、关元、双天枢、滑肉门，双侧阴陵泉、三阴交附近找阿是穴进针，双侧胰俞。如有多饮多食，加脾俞、胃俞，多尿加肾俞、太溪。

方法：每次选择 5 穴，毫针行补法。每日 1 次，30 次为一疗程，共治疗 3 个疗程。

适应证：糖尿病患者，中医辨证属气阴两虚者。

来源：黔西南州中医院内分泌科。

处方 2

取穴：鱼际、太渊、心俞、肺俞、胰俞、玉液、金津、承浆。失眠者加神门、太冲。

方法：每次选择 5 穴，用毫针，三阴交、足三里、脾俞行补法，余行泻法。每日 1 次，30 次为一疗程，共治疗 3 个疗程。

适应证：血糖控制不佳，中医辨证属阴虚热盛者。

(二) 穴位贴敷疗法

处方 1

药物：石膏 50 克，知母 20 克，生地黄 6 克，党参 6 克，生甘草 10 克，玄参 10 克，天花粉 2 克，黄连 3 克，冰片 3 克。

取穴：大椎、胰俞、脾俞、大杼、肺俞为主穴。

方法：上药研末，加姜汁调成糊状，贴于穴位。

适应证：血糖控制欠佳，口干多饮，辨证为阴虚热盛者。

来源：宁波市中医院内分泌科。

处方 2

药物：熟地黄 10 克，山茱萸 10 克，山药 10 克，茯苓 9 克，泽泻 9 克，丹皮 9 克，牛膝 9 克，车前子 9 克，生白术 9 克，冰片 3 克。

取穴：胰俞、脾俞、肾俞、大杼、肺俞、命门、关元为主穴。

方法：上药研末，加姜汁调成糊状，贴于穴位。

适应证：血糖控制欠佳，或者乏力、腰酸、夜尿多，辨证为肝肾阴虚者。

来源：宁波市中医院内分泌科。

（三）耳穴疗法

处方

取穴：胰、内分泌、皮质下、三焦。阴虚火旺者配心、胃、肾、肺；气阴两虚者配肺、脾、肾；血瘀气滞者配肝、肾；阴阳两虚配三焦、肾、脾等。

方法：耳郭局部75%乙醇消毒后，取王不留行籽用0.5厘米×0.5厘米胶布固定在耳穴处，拇指与食指相对适度按压，晨起、午休、晚睡前各按压1次，每穴按压3分钟，以酸胀为度。每隔3天左右交替，30日为一疗程，完成一疗程后休息5日继续下一疗程。

适应证：血糖控制不佳者。

（四）推拿疗法

处方1

方法：晨起和晚饭后1小时，浴面洗脚，适当舒展四肢，以达到身心放松为度。取随意坐姿，顺时针揉涌泉180圈，逆时针揉合谷120圈，顺时针揉太溪180圈，逆时针揉曲池120圈，顺时针揉足三里180圈，逆时针揉行间120圈，空拳轻捶肾俞180次，力度以指下局部酸胀为宜。按揉时静心安神，不胡思乱想，默默数圈即可，不急不躁，和缓如一。

适应证：各种中医证候的糖尿病辅助治疗，消化功能紊乱者应循序渐进，情绪不稳定者不宜。

处方2

方法：耳部整体按摩降糖操，分三部分，共8节，时间为6~8分钟。

整体耳部预备操。第一节：两指由上向下轮流按摩16次。第二节：两手掌整体分别将耳部压向头部，再将耳部反转按压各8次。

耳穴按摩操。第三节：胰胆、内分泌，分别用拇指顺时针、逆时针交替按压4次。第四节：交感、肾上腺，分别用拇指顺时针、逆时针交替按压4次。第五节：神门、肾，分别用拇指顺时针、逆时针交替按压4次。第六节：内耳轮顺时针、逆时针旋转8次。

中医特色外治疗法

耳部整体条理操。第七节：将耳部整体由内向外牵拉 16 次。第八节：手掌将耳部整体顺时针、逆时针按摩 4 次。

注意事项：按摩以患者舒适、耐受、耳朵发热、发烫为主。每日早晚各 1 次。敏感部位判断：在整体按摩后，让患者安静坐在床上 5 ~ 10 分钟，静静感受耳部的异常感觉，如出现痒、痛、热、酸等异常部位，则对敏感部位加强按摩 16 次，根据耐受程度调整按摩次数，多按更好。

（五）运动疗法

除了饮食控制和药物治疗，运动疗法也是糖尿病及其并发症治疗中的重要一环。近年来，随着人民群众经济文化水平的提高，运动疗法逐渐受到更多的重视，在临床上也体现出更重要的作用。合理的运动治疗，除了能提高胰岛素的敏感性和控制血糖外，还具有改善脂肪代谢、纠正体型、提高心肺摄氧功能、调节血压、改善血管弹性和血液高凝状态、调节心理平衡等作用，这使得运动疗法成为近年来糖尿病研究的热点。

对于运动方案的设计，应根据每个人的性别、年龄、体质、饮食习惯、血糖控制、劳动强度等综合考虑，循序渐进，保持合理的运动强度和运动时间。中国传统医学中独特的健身方法，如太极拳、八段锦、五禽戏等，通过平衡阴阳、调和气血、疏通经络，以达到增强体质、提高防病抗病能力的目的，强度适合，对于糖尿病患者尤为适用。

糖尿病患者可以选用适合自己体质和血糖控制水平的一套传统运动，在餐后 1 小时锻炼较为适宜，每周 4 ~ 5 次，每次持续 30 ~ 45 分钟，以微微汗出为理想效果。在锻炼时应穿着宽松衣服和棉布鞋袜，随身带有联系方式的卡片，携带糖果、饼干、水果或饮料，以备低血糖发生时食用。避免在过分冷、热、潮湿、烟雾或大风环境中锻炼。如有血糖波动较大（低血糖、高血糖、酮症酸中毒等）、心力衰竭、关节损伤、皮肤损伤和视网膜病变等严重病情，必须暂停锻炼。

参 考 文 献

[1] 林兰. 现代中医糖尿病学 [M]. 北京：人民卫生出版社，2008.

[2] 吴殷夏. 养阴益气法加耳穴治疗糖尿病前期临床研究 [J]. 中医药临床杂志，2009，21（6）：530 - 531.

[3] 孟祥峰，陆媛. 自我按摩治疗 2 型糖尿病 40 例疗效观察 [J]. 河北中医，2011，33

（10）：1535.

[4] 宋丹，赵莉娟，王丽，等．老年糖尿病患者耳部按摩的降血糖效果［J］.中国老年学杂志，2015，35（4）：1082－1083.

二、糖尿病伴高血压

【概述】糖尿病和高血压常在同一患者并见，糖尿病患者高血压的发病率是无糖尿病患者的 2 倍，在糖尿病并发肾脏损害时，高血压的发病率可达到 80%，多数的糖尿病合并高血压者，往往同时伴有肥胖、血脂代谢紊乱和严重的其他靶器官损害，故对于糖尿病患者来说，定期监测血压十分重要。根据临床表现，本病属于中医的"眩晕""心悸""水肿"范畴。

【病因病机】糖尿病合并高血压的发病机制并未十分明确，一般认为与胰岛素抵抗、细胞外容量增加、RAAS 系统激活、血管内皮功能受损等有关，造成血管损害事件，相比正常血压的糖尿病患者，伴高血压的糖尿病患者的心脑血管死亡率是其 3 倍。

中医认为，消渴病以阴虚为本、阴不敛阳、肝阳上亢而发病，而阴虚火亢，灼津成痰，痰阻经络成瘀，痰瘀互结化火化风，终致血脉瘀滞，形成各种变证，如中风、胸痹、关格等。

【临床表现】本病发病一般较为隐匿，根据高血压的不同类型，可早于糖尿病或晚于糖尿病后发病，同时可伴有自主神经功能损害，如卧位血压高。一些患者可并发隐匿的心肌缺血或心肌梗死。发病 10 年后约 30% 患者发生大量蛋白尿和进行性肾功能损害。心电图、心脏彩超、血管彩超、尿蛋白检测等检查，可评估靶器官损害的严重程度。

【治法】

（一）针刺疗法

处方

取穴：神庭、百会、太阳、曲池、合谷、太溪、太冲。

方法：用毫针，肝俞、肾俞捻转补法不留针，太冲提插泻法，留针 20 分钟，三阴交、内关平补平泻。每日 1 次，30 日为一疗程。

适应证：糖尿病合并高血压，中医辨证为肝阴不足者。

注意事项：局部皮肤有感染或溃疡者禁用，2 级以上高血压者、有习惯性流产的孕妇慎用强刺激手法。

中医特色外治疗法

来源：黔西南州中医院内分泌科。

（二）穴位贴敷疗法

处方1

药物：吴茱萸10克。

方法：吴茱萸研末，加白醋调成糊状，每晚睡时敷于双侧涌泉穴，晨起去之。10日为一疗程。

适应证：糖尿病合并高血压，中医辨证为虚火上炎者。

处方2

药物：槐花、珍珠母等量，醋适量。

用法：上药研末，用醋调成糊状，敷于神阙穴和双侧涌泉穴，艾条灸之，每次灸20分钟，每日1次，10日为一疗程。

适应证：糖尿病合并高血压，中医辨证为肝阳上亢者。

注意事项：有脐部皮肤破损和脐部感染者禁用，孕妇慎用。

（三）耳穴疗法

处方

取穴：降压点、降压沟、交感、皮质下、脑点。肝阳上亢者加肝阳、肝、胆；心肾不交者加心、肾；痰湿中阻者加脾、胃、内分泌、三焦；肾阴不足者加肾。

方法：耳郭局部75%乙醇消毒后，用0.5厘米×0.5厘米胶布将王不留行籽固定在耳穴处，拇指与食指相对适度按压，晨起、午休、晚睡前各按压1次，每穴按压1分钟，以酸胀为度，每隔3天左右交替，30日为一疗程，完成一疗程后休息5日继续下一疗程。

适应证：糖尿病合并高血压。

注意事项：耳郭有创面或炎症者禁用，2级以上高血压者、有习惯性流产的孕妇慎用强刺激手法。

来源：宁波市中医院中医治疗室。

（四）艾灸疗法

处方

药物：吴茱萸、肉桂、磁石各6克，黄连2克，蜂蜜适量，艾条1条。

方法：将中药和匀研末，加入适量蜂蜜做成药饼，贴于穴位，外用胶布固定。再以艾条点燃悬灸20分钟，每日1次。

取穴：神阙、涌泉。10日为一疗程。

适应证：糖尿病合并高血压，中医辨证为心肾不交者。

注意事项：以患者微热为度，预防皮肤烫伤，有皮肤破损和皮肤感染者禁用，并发周围神经病变者及孕妇慎用。

（五）足浴疗法

处方1

药物：钩藤30克，玉米须50克，冰片10克。

方法：上药择净研成粗末，包入干净纱布包内，加水至2000毫升煎汤，煮沸20分钟后去渣取汁，倒入盆内加温水，调节水温至40℃浴足，每日早晚各1次，每次15分钟。15日为一疗程。

适应证：糖尿病合并高血压，中医辨证为肝阳上亢者。

注意事项：有皮肤破损和皮肤感染者禁用，并发周围神经病变者及孕妇慎用。

处方2

药物：益母草、茺蔚子各60克，吴茱萸、牛膝各30克。

方法：上药包入干净纱布包，清水浸泡30分钟，加水至2000毫升煎汤，煮沸20分钟后去渣取汁，倒入盆内加温水，调节水温至40℃浴足，每日早晚各1次，每次15分钟。15日为一疗程。

适应证：糖尿病合并高血压，中医辨证为心肾不交者。

注意事项：有皮肤破损、皮肤感染及严重血管病变者禁用，并发周围神经病变者及孕妇慎用。

（六）中药药枕

处方1

药物：白菊花150克，夏枯草150克，决明子150克，桑叶150克，蒲公英150克，薄荷150克。

方法：上药和匀磨成粗粉，装入布制的枕芯中，布袋尺寸30厘米×18厘米，每晚睡前置于患者枕部，每次6小时以上，或装于长条布袋中，围于颈项一圈，外用胶布固定，3日一换，14日为一疗程。

适应证：糖尿病合并高血压，中医辨证为肝阳上亢者。

来源：黔西南州中医院内分泌科。

处方2

药物：夏枯草 150 克，淡竹叶 50 克，决明子 200 克，白菊花 200 克，木香 50 克，桑叶 50 克，薄荷 50 克，丹参 150 克，蚕沙 150 克，石菖蒲 150 克，夜交藤 250 克。

方法：上药和匀磨成粗粉，装入布制的枕芯中，布袋尺寸 30 厘米 × 18 厘米，每晚睡前置于患者枕部，每次 6 小时以上。

适应证：糖尿病合并高血压，中医辨证为痰瘀阻络者。

来源：黔西南州中医院内分泌科。

参 考 文 献

[1] 裴红. 中药外敷治百病 [M]. 北京：科学技术文献出版社，2009.

[2] 洪杰. 常见病简明药浴疗法 [M]. 长春：吉林科学技术出版社，2013.

三、糖尿病脑血管病变

【概述】糖尿病是缺血性脑卒中的重要的危险因素，糖尿病患者缺血性脑卒中的发病率和致死率，为非糖尿病患者的 3 ~ 4 倍。但脑出血的发病率，与非糖尿病患者接近。中医外治法在糖尿病脑血管病变，尤其是后遗症的治疗中具有良好的临床疗效。

【病因病机】本病的病因和发病机制尚未十分明了。一般认为，高血糖的无氧代谢的增加、氧化应激使脑细胞处于极易受损的状态，而大血管、微血管的硬化是重要的病理基础，因此血流动力学的改变和微循环障碍共同促进了发病。

中医认为，消渴病日久耗伤气阴，肝肾阴虚，阴不制阳，虚阳上浮，肝阳夹痰火上扰清窍，或热郁气逆，虚、痰、火、瘀互为交结，并走于上，发为中风。病久气血亏虚，无以濡养肢体而见肢体麻木、偏身不用。

【临床表现】患者多有糖尿病、高血压、心脏病、肾脏病等高危因素，典型症状有头痛、恶心、口齿不清、偏侧肢体麻木无力，甚至神志不清、二便失禁。但头晕、记忆力减退等不典型症状往往易被忽视，而延误治疗。头部 CT、MR 可以明确诊断脑卒中并进行定位，有助于病情的判断。血生化检查、尿蛋白检测可评估全身靶器官损害的程度。

【治法】

（一）针刺疗法

处方1

取穴：上肢取大杼、肩髎、肩髃、曲池、手三里、外关、合谷、内关；下肢取环跳、风池、内关、伏兔、悬中、昆仑、委中、三阴交。

方法：每次取5穴，用毫针，平补平泻法。每日1次，30日为一疗程。

适应证：糖尿病伴脑血管意外，以肢体偏瘫为主症，中医辨证为气虚血瘀者。

注意事项：虚者手法宜轻，拘急强硬部位可用强刺激，病久者可配合使用灸法。局部皮肤有感染或溃疡者禁用。

处方2

取穴：廉泉、扶突、风池、丰隆、合谷。

方法：用毫针，廉泉向左右两侧轻刺，得气后反复行针；扶突浅刺，平补平泻；风池用泻法，丰隆用提插泻法。每日1次，30日为一疗程。

适应证：糖尿病伴脑血管意外，以吞咽困难为主症，中医辨证为痰瘀互结者。

注意事项：局部皮肤有感染或溃疡者禁用。

处方3

取穴：廉泉、哑门、通里、三阴交、太溪、金津、玉液。

方法：用毫针，廉泉向左右两侧轻刺，得气后反复行针；哑门1寸左右行捻转法，得气后出针不留针；金津、玉液沿舌下两侧刺入1寸，得气后出针；其余穴位平补平泻法，留针20分钟。每日1次，30日为一疗程。

适应证：糖尿病伴脑血管意外，以失语为主症，中医辨证为气虚血瘀者。

注意事项：局部皮肤有感染或溃疡者禁用。

（二）穴位贴敷疗法

处方

药物：附子10克。

取穴：涌泉。

方法：附子研末，醋调如饼，敷于涌泉穴，每次 2 小时，每日 2 次。14 日为一疗程。

适应证：糖尿病脑血管病变后遗症，以头晕、失眠为主症，中医辨证属心肾阳虚者。

（三）耳穴疗法

处方

取穴：脑干、枕、额、肝、心、皮质下。

方法：耳郭局部 75% 乙醇消毒后，在耳穴位上放一粒王不留行籽，用 0.5 厘米×0.5 厘米胶布固定后，以拇指与食指相对适度按压，晨起、午休、晚睡前各按压 1 次，每穴按压 2 分钟，以酸胀为度。每隔 3 日左右交替，30 日为一疗程，完成一疗程后休息 5 日继续下一疗程。

适应证：糖尿病脑血管病变后遗症，以言语不利为主症，中医辨证为肾气不足者。

注意事项：耳郭有创面或炎症者禁用，2 级以上高血压者、有习惯性流产的孕妇慎用强刺激手法。

（四）足浴疗法

处方 1

药物：牛膝 30 克，桂枝 20 克，路路通、白酒各 50 克。

方法：将牛膝、桂枝、路路通研为粗末，包入干净纱布包中，放入锅中煎煮 30 分钟，去渣取汁，兑入温水和白酒于足浴桶中，调节水温至 40 ℃，泡脚 20 分钟，每日 2 次。20 日为一疗程。

适应证：糖尿病脑血管病变后遗症，以偏侧肢体不利为主症，中医辨证为肾虚血瘀者。

注意事项：注意防止烫伤；有皮肤破损和皮肤感染者禁用，孕妇慎用。

处方 2

药物：豨莶草 100 克，威灵仙、伸筋草各 30 克，川芎、桂枝 20 克，红花 15 克，透骨草、白酒各 50 克。

方法：将豨莶草、威灵仙、伸筋草、川芎、桂枝、红花、透骨草浸水 30 分钟后，放入锅中煎煮 30 分钟，去渣取汁，将温水和白酒兑入足浴桶中，调节水温至 40 ℃，泡脚 20 分钟，每日 2 次。20 日为一疗程。

适应证：糖尿病脑血管病变后遗症，以偏侧肢体不利、麻木为主症，中医辨证为痰瘀互结者。

注意事项：注意防止烫伤；有严重血管病变及皮肤破损、皮肤感染者禁用，孕妇慎用。

处方 3

药物：黄芪、当归、木瓜、桑枝、赤芍、川芎各 20 克，红花 15 克。

方法：上药清水浸泡 30 分钟，加水至 2000 毫升煎汤，煮沸 20 分钟后去渣取汁，温水调节水温至 40 ℃，擦洗患侧肢体 20 分钟，再于足浴桶中浴足 20 分钟，每日 2 次。30 日为一疗程。

适应证：糖尿病脑血管病变后遗症，以偏侧肢体不利、麻木为主症，中医辨证为气虚血瘀者。

注意事项：注意防止烫伤；有严重血管病变及皮肤破损和皮肤感染者禁用，孕妇慎用。

（五）中药蒸洗疗法

处方 1

药物：透骨草、急性子、制三棱、片姜黄、桂枝各 15 克。

方法：上药装入纱布袋中，在水中浸泡 30 分钟后煎煮约 10 分钟，取汁约 1500 毫升对患肢进行先蒸后洗，每日 1 次。

适应证：糖尿病脑血管病变后遗症，以肩手综合征为主症，中医辨证为气滞血瘀者。

注意事项：注意调节水温，防止烫伤；有严重血管病变及皮肤破损和皮肤感染者禁用，孕妇慎用。

处方 2

药物：当归 15 克，桑枝 30 克，威灵仙 15 克。

方法：上药装入纱布袋中，在水中浸泡 30 分钟后煎煮约 20 分钟，取汁约 1500 毫升对患肢进行先蒸后洗，每日 1 次。

适应证：糖尿病脑血管病变后遗症，以肩手综合征为主症，中医辨证为气滞血瘀者。

注意事项：注意调节水温，防止烫伤；有严重血管病变、皮肤破损和皮肤感染者禁用，孕妇慎用。

（六）热奄包疗法

处方

药物：丹参、桂枝、牛膝各 60 克，红花 15 克，当归、葱白各 90 克。

方法：将上药切为粗末，用干净纱布分装数袋，煎水，熨引揉擦患侧肢体，药凉再煎，反复揉搓 5~10 次，每日 2~3 次。30 日为一疗程。

适应证：糖尿病脑血管病变后遗症，以偏侧肢体不利为主症，中医辨证为肾虚血瘀者。

注意事项：药袋温度控制在 40 ℃ 左右，注意防止烫伤；有皮肤破损和皮肤感染者禁用，孕妇慎用。

参 考 文 献

[1] 林兰. 现代中医糖尿病学 [M].北京：人民卫生出版社，2008.

[2] 刘建青. 外敷中药治百病 [M].北京：华夏出版社，2006.

[3] 余曙光. 耳压疗法规范化操作图解 [M].北京：人民军医出版社，2014.

[4] 欧广升. 慢性病外治妙术 [M].长沙：湖南科学技术出版社，2009.

[5] 洪杰. 常见病简明药浴疗法 [M].长春：吉林科学技术出版社，2013.

[6] 陈冰，曹亮. 中风熏洗方配合放血疗法治疗糖尿病合并脑梗死后肩手综合征 75 例 [J].中国中医急症，2011，20（2）：304－305.

[7] 顾伯康. 中医外科学 [M].上海：上海科学技术出版社，1986.

[8] 裴红. 中药外敷治百病 [M].北京：科学技术文献出版社，2009.

四、糖尿病周围神经病变

【概述】糖尿病周围神经病变也是糖尿病患者常见的并发症之一，由于对诊断定义和分类的争议，患病率难以统计。糖尿病周围神经病变往往会导致患者的生活质量下降，甚至引起焦虑、抑郁的情绪。中医外治法对改善周围神经和自主神经功能有显著的疗效，近年来在临床上引起关注和重视。

【病因病机】本病的发病机制较为复杂，长久以来代谢学说和血管学说的争议，都无法以单一因素做出圆满的解释，目前多元论的发病机制是主要地位，一般认为是血糖毒性、神经滋养血管病变、山梨醇代谢异常、脂代谢异常、氧化应激等多种因素共同作用的结果。

【临床表现】糖尿病周围神经病变临床表现众多，多见于肢体远端的手套－袜子型分布的麻木、肿胀或烧灼感，少见于下肢的急性疼痛。自主神经病变，可表现为头晕乏力、体位性低血压、四肢无汗、胃轻瘫、便秘腹泻交替、尿失禁、阳痿等各系统症状。肌电生理检查、尿动力检查等，可对病情做定量分析。

【治法】

（一）针刺疗法

处方1

取穴：腕踝针上、下1~6区（两侧腕横纹上2寸为上1~6区，两侧踝关节上3寸为下1~6区）。

方法：腕踝针：选用0.30毫米×40毫米无菌针灸针。取腕踝针上、下1~6区，局部消毒后，采取皮下浅刺法，针体与皮肤成30°刺进皮内，向病灶方向进针。皮内缓缓进针1.2寸，留针30分钟。每日1次，7日为1个疗程，连续治疗4个疗程。

适应证：糖尿病并发周围神经病变，以肢体麻木为主症，中医辨证为气滞血瘀者。

注意事项：有局部进针部位皮肤破损、皮肤感染者禁用。

处方2

取穴：足三里、阴陵泉、承扶、内关、外关、合谷。

方法：取单侧穴位针刺，接上脉冲电流，电流强度以患者耐受为度，疏密波电疗20分钟。隔日左右交替，10日为一疗程，连续2个疗程。

适应证：糖尿病并发周围神经病变，以肢体麻木为主症，中医辨证为气虚血瘀者。

注意事项：有局部进针部位皮肤破损、皮肤感染者禁用，有心脏病者慎用。

处方3

取穴：肾俞、命门、三阴交、关元、中极。

方法：用毫针，命门、关元捻转补法，中极针尖稍向下，针感向阴茎放射，可配合灸法，留针20分钟。每日1次，30日为一疗程。

适应证：糖尿病伴自主神经病变，以性功能减退为主症，中医辨证为肾气不足者。

注意事项：局部皮肤有感染或溃疡者禁用。

（二）穴位贴敷疗法

处方 1

药物：生大黄 10 克，炒枳壳 10 克，槟榔 10 克，艾叶 5 克，透骨草 10 克，丁香 5 克，炒苍术 10 克，木香 10 克。

取穴：胃俞、胰俞、脾俞、大杼、三焦为主穴。

方法：上药研末，加姜汁调成糊状，贴于穴位。

适应证：糖尿病胃轻瘫者。

来源：宁波市中医院内分泌科。

处方 2

药物：当归 20 克，路路通 10 克，伸筋草 15 克，红花 20 克，桃仁 10 克，川芎 15 克，艾叶 20 克，肉桂 20 克，透骨草 60 克，细辛 20 克。

取穴：胃俞、胰俞、脾俞、大杼、命门为主穴。

方法：上药研末，加姜汁调成糊状，贴于穴位。

适应证：糖尿病神经病变者。

来源：宁波市中医院内分泌科。

（三）穴位注射疗法

处方

取穴：足三里、三阴交、合谷。

方法：穴位局部消毒后，用配有 5 号针头的注射器抽取丹参注射液，每次取单侧穴位，隔日左右交替注射，每日 1 次，7 日为一疗程，连续 2 个疗程。

适应证：糖尿病并发周围神经病变，以肢体麻木为主症，中医辨证为气阴不足、气虚血瘀者。

注意事项：局部进针部位有皮肤破损、皮肤感染者禁用，有习惯性流产的孕妇慎用。

（四）耳穴疗法

处方

取穴：以胃、脾、交感、内分泌等为主穴。便秘者加便秘点、大肠点；

便溏者加小肠；肝脾不和、腹胀、嗳气者加肝；口苦加胆；血压高者加降压点。

方法：75% 乙醇棉球消毒耳郭穴位区，用胶布将王不留行籽贴压在耳穴各点处，每次贴压一侧耳穴，双耳交替进行，每 3 日更换 1 次。嘱患者每次饭前按压刺激耳穴，每穴每次按压 20～30 下，每日 3 次。

适应证：糖尿病并发胃轻瘫，中医辨证为肝肾不足者。

注意事项：耳郭有创面或炎症者禁用，2 级以上高血压者、有习惯性流产的孕妇慎用强刺激手法。

（五）温针灸法

处方

取穴：中脘、足三里、内关。

方法：患者取仰卧位，常规的穴位皮肤消毒之后，使用 0.30 毫米 × 40.00 毫米毫针直刺穴位，得气后每穴实施捻转手法 30 秒，在穴位的针柄上距皮肤约 4 厘米处点燃艾条，每次灸 2 壮，每日治疗 1 次，5 次为一疗程，一个疗程后休息 2 日，共治疗 4 个疗程。

适应证：糖尿病并发周围神经病变，以肢体麻木不仁为主症，中医辨证为脾肾阳虚者。

注意事项：注意局部皮肤保护，预防烫伤，局部进针部位有皮肤破损、皮肤感染者禁用，有习惯性流产的孕妇禁用强刺激手法。

（六）足浴疗法

处方

药物：花椒 30 克，冰片 10 克，制乳香 30 克，制没药 30 克，红花 30 克，忍冬藤 30 克，鸡血藤 20 克。

方法：上药装入纱布袋中，在水中浸泡 30 分钟后煎煮约 10 分钟，取汁约 1500 毫升足浴 20～30 分钟，每日 2 次。

适应证：糖尿病周围神经病变，以疼痛、蚁行感为主症，中医辨证为寒凝血瘀者。

注意事项：调节水温至 40 ℃，注意防止烫伤；有严重血管病变及皮肤破损、皮肤感染者禁用，孕妇慎用。

（七）熏蒸疗法

处方

药物：生地 20 克，当归 18 克，荆芥 10 克，防风 10 克，地肤子 20 克，苦参 15 克，白鲜皮 20 克，白蒺藜 20 克。

方法：上药研粗末，加水 7500 毫升，煎成 2500 毫升药液，去渣取汁，将药液置于药液槽内，设定熏蒸温度为 38 ℃，患者平躺于熏蒸舱内，5 分钟改变 1 次体位或熏蒸患处局部，熏蒸治疗时间一般为 20 分钟，每日 1 次，7 日为一疗程。间隔 2 日后，进行第二疗程。

适应证：糖尿病皮肤瘙痒症，以皮肤瘙痒为主症，中医辨证为风热血虚者。

注意事项：注意调节水温，防止烫伤；有严重血管病变及皮肤破损和皮肤感染者禁用，有习惯性流产的孕妇慎用。

参 考 文 献

[1] 张子震，楚江静，王敏．腕踝针配合刺络拔罐治疗糖尿病周围神经病变临床观察 [J].上海针灸杂志，2017，36（12）：1443 - 1446.

[2] 林兰．现代中医糖尿病学 [M].北京：人民卫生出版社，2008.

[3] 吕萌，龙军，赖凤娟，等．中医外治法治疗糖尿病周围神经病变的临床观察 [J].广州医药，2013，44（12）：22 - 25.

[4] 张慧，赵锦梅．耳穴贴压法治疗糖尿病性胃轻瘫 40 例 [J].陕西中医，2009，30（11）：1526.

[5] 葛佳伊，姜跃炜，王东煜，等．温针灸对糖尿病胃轻瘫患者胃肠激素的影响 [J].中华全科医学，2016，14（12）：298 - 299.

[6] 曹晶．糖痹外洗方治疗糖尿病周围神经病变的临床研究 [D].南京：南京中医药大学，2011.

[7] 朱海燕，吴贤波．中药熏洗治疗糖尿病皮肤瘙痒症的体会 [J].成都中医药大学学报，2013，36（1）：86 - 87.

五、糖尿病心血管病变

【概述】心血管病变是糖尿病患者较为常见的并发症，与普通人群相比，糖尿病患者的心血管疾病的发生率增加 2 ~ 4 倍，而相关的死亡率高 3 倍。如患者已出现蛋白尿，不但提示有肾脏的损害，而且还是潜在的冠心病的危险因素，与无蛋白尿的糖尿病患者相比较，死亡率高 8 倍以上。根据临床表现，本病属于中医"心悸""胸痛""胸痹"的范畴，中医外治法对于缓解心血管病变后遗症症状有较好的临床疗效。

【病因病机】糖尿病与冠心病的关系如此之密切，但其发病机制和内在的联系，目前仍未十分明了，一般认为与遗传、性别、胰岛素抵抗、脂代谢紊乱、RAAS 系统激活、血管内皮炎症反应等各种因素都有复杂的相关性。

中医认为，消渴病久，气阴耗伤，心阳无以鼓动血脉，阳微阴弦，心脉痹阻，不通则痛，发为胸痛；或水谷精微无以升清，聚为酿痰，或痰瘀交阻，弥漫胸中发为心悸或胸痹。

【临床表现】糖尿病患者因自主神经功能受损引起感受下降，故无痛性心肌缺血往往容易被忽视，以致耽误治疗和抢救。除了典型的心前区疼痛、胸口压榨感外，糖尿病患者出现乏力、恶心、呕吐等症状，也应警惕本病的发生。反复的心电图和心肌酶谱检查对确诊和病情的严重程度的评估有重要意义，运动平板试验、心脏彩超对心脏受损程度和损害后果的评定有帮助。

【治法】

（一）穴位贴敷疗法

处方 1

药物：罗布麻叶、龙胆草各 6 克，桂枝 3 克，川芎 2 克。

取穴：神阙。

方法：上药共研细末，加酒调成膏状敷脐部，外以伤湿止痛膏固定，每日 1 次，每次 3 小时，10 日为一疗程。

适应证：糖尿病并发冠心病，中医辨证为肝阳上亢者。

注意事项：有皮肤破损和皮肤感染者禁用。

处方 2

药物：石菖蒲、生山楂、川芎、赤芍、党参各 2 克，郁金 3 克，黄酒适量。

取穴：神阙。

方法：上药按比例研为细末，加黄酒调成糊状，用时每次取药膏敷于神阙穴，胶布固定。每日 1 次，每次 4 小时，2 周为一疗程，连用 1～4 个疗程。

适应证：糖尿病并发冠心病，中医辨证为痰瘀互结者。

注意事项：有皮肤破损和皮肤感染者禁用。

处方3

药物：三七、蒲黄、乳香、没药各10克，冰片5克。

取穴：心俞穴、心前区阿是穴。

方法：上药研末，加白酒调成糊状，贴敷穴位。每次2小时，每日1次，14日为一疗程。

适应证：糖尿病并发心绞痛，中医辨证为气滞血瘀者。

注意事项：有严重血管病变、皮肤破损和皮肤感染者禁用。

（二）耳穴疗法

处方

取穴：交感、皮质下、神门。

方法：耳郭局部用75%乙醇消毒后，将王不留行籽用0.5厘米×0.5厘米胶布固定于耳穴处，拇指与食指相对中等强度刺激按压，晨起、午休、晚睡前各按压1次，每穴按压2分钟，以酸胀为度。每隔3天左右交替，30日为一疗程，完成一疗程后休息5日继续下一疗程。

适应证：糖尿病并发冠心病恢复期，中医辨证为肝阳上亢者。

注意事项：不适用于急性期，2级以上高血压者、有习惯性流产的孕妇慎用强刺激手法。

（三）足浴疗法

处方1

药物：生山楂100克，益母草50克，茶叶30克。

方法：上药择净，研成粗末布包，用沸水1000毫升冲溶，调温至40 ℃后于桶中浴足，每日1次，每次30分钟，10日为一疗程。

适应证：糖尿病并发冠心病，中医辨证为痰瘀互结者。

注意事项：注意防止烫伤；有严重血管病变、皮肤破损和皮肤感染者禁用，有习惯性流产的孕妇慎用。

处方2

药物：熟地15克，枸杞、茯苓、山茱萸各10克，炙甘草3克。

方法：上药清水浸泡30分钟，加水至2000毫升煎汤，煮沸20分钟后去渣取汁，用温水调节水温至 40 ℃，于足浴桶中浴足 20 分钟，每日 1 次。10 日为一疗程。

适应证：糖尿病并发冠心病，中医辨证为肝肾不足者。

注意事项：注意防止烫伤；有皮肤破损和皮肤感染者禁用，有习惯性流产的孕妇慎用。

参 考 文 献

［1］刘炎 . 中华脐疗大成 ［M］. 上海：上海科学技术文献出版社，1998.

［2］赵文英 . 家庭脐疗 ［M］. 北京：金盾出版社，1995.

［3］裴红 . 中药外敷治百病 ［M］. 北京：科学技术文献出版社，2009.

［4］余曙光 . 耳压疗法规范化操作图解 ［M］. 北京：人民军医出版社，2014.

［5］洪杰 . 常见病简明药浴疗法 ［M］. 长春：吉林科学技术出版社，2013.

六、糖尿病肾病

【概述】糖尿病肾病是糖尿病常见的并发症，多见于发病 10 年以上的糖尿病患者。糖尿病肾病是西方国家终末期肾病（ESRD）最主要的原因，也是我国 ESRD 的重要病因。主要见于糖尿病病情较长、病情较重、血糖控制差、伴有高血压者或有吸烟嗜好的男性患者。属于中医"水肿""关格"范畴，中医外治法对于改善糖尿病肾病的症状和蛋白尿，延缓肾衰竭有较好的辅助治疗作用，并已被大量的临床实践所证实。

【病因病机】糖尿病肾病一般认为是以微血管病变为主的肾小球硬化病变，其发病可能遗传、糖代谢紊乱、血流动力学改变、氧化应激等因素有关。长期的肾脏微循环的高灌注和持续蛋白尿状态，加重了病情的进展。

中医认为，本病乃由消渴病失治而起，消渴病初期以肺胃热盛为主，热伤肺胃，津液无以输布，水液下注膀胱，则感乏力、腰酸肢软、尿多。病久耗伤脾肾，形体失养，气化失司，则见疲倦无力、面目四肢浮肿、尿多尿浊。脾阳虚衰，清阳不升，浊阴不降，肾阳不足，水湿内蕴化浊，则见面色晦暗、恶心、纳差、胸闷、面目四肢浮肿、肢体麻木疼痛，甚至因阴阳两虚，浊瘀交阻而见"关格"诸证。

【临床表现】本病早期无明显临床表现，中期可出现乏力、面部四肢水肿、尿量增多、尿色浑浊等，晚期可出现尿毒症的临床表现，如面色晦暗、尿量减少、恶心呕吐、肢体麻木疼痛等。微量蛋白尿是本病的重要特征，血

中医特色外治疗法

肌酐、肌酐清除率和尿蛋白相关检查可评估病情的严重程度，必要时可行肾穿刺。

【治法】

（一）针刺疗法

处方1

取穴：脾俞、肾俞、中脘、足三里、三阴交。

方法：用毫针，平补平泻，不留针，针后隔姜灸至皮肤红晕状。隔日1次，15次为一疗程。

适应证：糖尿病肾病，以水肿为主症，中医辨证为脾肾两虚者。

处方2

取穴：风池、太冲、阳陵泉、曲池、侠溪、三阴交。

方法：用毫针，捻转结合提插法，间歇留针20分钟，每日1次，15日为一疗程。

适应证：糖尿病肾病，以口干、耳鸣、水肿、泡沫尿为主症，中医辨证为肝肾阴虚者。

（二）穴位贴敷疗法

处方

药物：赤芍10克，肉桂10克，钩藤10克，葛根10克，黄精10克，石菖蒲10克，丹参10克，黄芪10克，生姜汁适量。

取穴：肾俞、气海、意舍、太溪、太冲、环跳、足三里。

方法：上药研成细末，加姜汁调匀成糊状，贴敷于肾俞、气海、意舍、太溪、太冲、环跳、足三里等穴位上，每日1次，每次2小时，2个月为一疗程。

适应证：糖尿病肾病，中医辨证为肝肾阴虚者。

（三）灌肠疗法

处方

药物：生大黄30克，当归30克，生龙骨30克，煅牡蛎30克，白茅根30克，荷叶30克，丹参30克，生黄芪30克，蒲公英30克。

方法：上药每日 1 剂，煎汤剂 200 毫升，每日灌肠 1 次，灌肠前嘱患者排净二便，保留药液时间 15～30 分钟。

适应证：糖尿病肾病，以水肿、尿量减少等为主症。

注意事项：孕妇禁用，肠功能紊乱、下消化道肿瘤、便血者慎用。

来源：黔西南州中医院内分泌科。

参 考 文 献

［1］林兰 . 现代中医糖尿病学［M］. 北京：人民卫生出版社，2008.

［2］魏祥坤 . 穴位贴敷疗法联合滋阴通络汤治疗早期糖尿病肾病的效果观察［J］. 中国疗养医学，2017，26（2）：149－151.

七、糖尿病足

【概述】糖尿病足是局部神经病变和下肢远端外周血管病变共同作用下的足部感染、溃疡和（或）深层组织破坏。糖尿病足是糖尿病较为严重的并发症，具有较高的致残率和致死率。糖尿病足的危险因素主要有：高龄、经济水平低、血糖血脂控制差、合并多种心血管危险因素等。糖尿病患者并非必然出现足部的溃疡，做好健康教育和足部护理，对于降低糖尿病足的发生率和截肢率、减轻医疗费用、提高患者的生活质量有重要意义。本病属于中医的"脱疽"的范畴。临床常用 Wagner 分级法，对于 0～1 级者，中医外治法有独特的作用和优势，但对于 Wagner2 级以上的患者，必须采用中西医结合治疗。

【病因病机】糖尿病足的基本病理机制是在高糖毒性基础上缺血、神经病变和感染的三重作用下导致足部组织的坏死、溃疡和坏疽。本病多发生于糖尿病病程长、血糖控制差、并发症多的患者，下肢的神经病变和缺血不能纠正，则足溃疡感染难以控制，清创后的创面也难以愈合，甚至截肢后需要再次进行更高位置的截肢，使治疗殊为困难，也大大增加了医疗费用。

中医认为消渴病程日久，耗伤气血，营卫两虚，脉络无以濡养而肢体麻木不仁；或气虚不能行其津液，脉络痹阻，则见肌肤暗红瘀紫，指端瘀斑。病程绵延失治，营血亏虚，阳虚无以温煦，阴寒内盛，寒凝血瘀，气血不得通达四末，故见形寒怕冷、肢体冷痛、入夜尤甚。阴阳两虚，血脉不充，见跗阳脉痿弱甚至消失。

【临床表现】本病可见下肢皮肤色素沉着，足背动脉搏动减弱甚至消

中医特色外治疗法

失，患者的足部有特殊的 Charcot 足的畸形，严重者可见皮肤萎缩呈青灰色，甚至局部溃疡、肢体坏死。10 g 尼龙丝检查、足部本体觉检查、下肢血管彩超、下肢 CT/MR 造影可评估病情严重程度，并指导进一步的治疗方案，预估治疗效果。

【治法】

（一）针刺疗法

处方 1

取穴：上肢取曲池、内关、合谷，配后溪、曲泽、少海；下肢选足三里、三阴交、阳陵泉、复溜，配太溪、血海、委中、承山。

方法：每次取 2 ~ 4 穴，针刺得气后留针 30 分钟，每日 1 次，15 日为一疗程，休息 1 周后进行第二疗程治疗。

适应证：糖尿病足 Wagner 0 ~ 1 级，起病时间短，中医辨证为肺胃热盛者。

注意事项：局部进针部位有皮肤破损、皮肤感染者禁用，有习惯性流产的孕妇慎用。

处方 2

取穴：足三里、阳陵泉、委中、三阴交、昆仑、太溪、解溪、陷谷、八邪、血海、照海。

方法：每次选 5 穴，用毫针，足三里用补法，余穴位用平补平泻法，留针 20 分钟，委中可点刺放血。每日 1 次，10 次为一疗程。

适应证：糖尿病足 Wagner 0 ~ 1 级，起病时间短，中医辨证为脾肾不足者。

注意事项：下肢厥冷者可在足三里、阳陵泉隔姜灸。局部进针部位有皮肤破损、皮肤感染者禁用，有习惯性流产的孕妇慎用。

（二）耳穴疗法

处方

取穴：选心、交感、肾上腺、热穴（对耳轮上端上下脚交叉处稍下方），配内分泌。

方法：进针得气后用强刺激手法，留针 1 ~ 2 小时，每隔半小时捻针 1 次，15 日为 1 疗程，休息 1 周后进行第 2 疗程治疗。

适应证：糖尿病足 Wagner 0～1 级，中医辨证为瘀血阻络者。

注意事项：耳郭有创面或炎症者禁用，2 级以上高血压者、有习惯性流产的孕妇慎用强刺激手法。

（三）足浴疗法

处方 1

药物：蒲公英 60 克，苦参 30 克，牡丹皮、黄柏、生大黄各 20 克，白芷 15 克。

方法：上药加水在锅中煎煮 30 分钟，去渣取汁，将 40 ℃温水兑入泡足容器。用生理盐水冲洗患处后泡足，药液浸没至膝部，每晚泡病足 20～30 分钟，20 日为一疗程。

适应证：糖尿病足 Wagner 0～1 级，病程较短，下肢疼痛肿胀明显，无皮肤破损，中医辨证为热毒炽盛者。

注意事项：注意防止烫伤；有血管病变者慎用，严重者及有皮肤破损和皮肤感染者禁用，孕妇慎用。

处方 2

药物：桂枝 50 克，川牛膝 40 克，生黄芪 30 克，川芎 15 克。

方法：上药加水在锅中煎煮 30 分钟，去渣取汁，将 50 ℃温水兑入泡足容器，药液浸没至膝部，每晚泡病足 30 分钟，20 日为一疗程。

适应证：糖尿病足 Wagner 0～1 级，病程较长，中医辨证为阳虚血瘀者。

注意事项：注意防止烫伤；有血管病变者慎用，有严重血管病变及皮肤破损和皮肤感染者禁用，孕妇慎用。

参 考 文 献

[1] 谭新华. 中医外科学 [M]. 2 版. 北京：人民卫生出版社，2011.

[2] 林兰. 现代中医糖尿病学 [M]. 北京：人民卫生出版社，2008.

[3] 欧广升. 慢性病外治妙术 [M]. 长沙：湖南科学技术出版社，2009.

八、糖尿病视网膜病变

【概述】糖尿病患者由于长期血糖控制不佳，导致体内代谢紊乱，常出现全身微循环障碍。而眼底视网膜血管则是最容易受损和最先被观察到的部位。糖尿病视网膜病变是糖尿病中最严重的慢性并发症之一，也是糖尿病患者致盲的主要原因。流行病学调查发现，约3/4的血糖控制不佳的糖尿病患者，在发病15年内可出现视网膜病变。

【病因病机】本病的发病机制，一般认为与微血管损害、局部缺血缺氧、新生血管形成等有关，相关研究仍在持续深入探索。1型糖尿病病程较长、血糖水平高或血糖波动较大、血压控制差、眼部手术等，都是本病发生发展的高危因素。

中医认为，消渴日久，真元耗伤，精气不能上荣，则目无光彩，视物不清；若气逆血闭，或气血虚脱，则突发目盲。

【临床表现】在病变初期，视力一般无明显影响；病情进展后，可出现视力减退、视物变形，或飞蚊症、闪光感；若病变持续发展，可有新生血管大量出血，甚至失明。眼底检查对于病变的分期和预后的判断有重要意义。

【治法】

针刺疗法

处方1

取穴：承泣、瞳子髎、攒竹、丝竹空、风池、肝俞、肾俞、光明、阳陵泉、三阴交。

方法：针用平补平泻，每周3次，4周为一疗程，共治疗3个疗程。大便干结或眼底出血斑较多者用三棱针点刺太阳穴，每周1次。大便软烂或眼底所见有黄白渗出较多者针刺脐周四穴（天枢、水分、关元），并用TDP照射30分钟，每日1次。

适应证：糖尿病视网膜病变，中医辨证为脾虚湿盛者。

处方2

取穴：肝俞、肾俞、三阴交、睛明、光明、风池。肝俞用补法，斜刺0.5~0.8寸；肾俞用补法，直刺1.0~1.5寸；三阴交用补法，直刺1.0~1.5寸；睛明用较轻的平补平泻手法。

方法：嘱患者闭目，右手轻推眼球向外侧固定，左手缓慢进针，紧靠眶缘直刺0.5~1.0寸，不捻转，不提插，光明直刺0.5~0.8寸，风池用较强的平补平泻手法，针尖对准鼻尖方向直刺0.8~1.2寸，风池针感须扩散至颞及前额或至眼区。眼区穴轻捻缓进，退针时至皮下疾出之，随即用棉球按压1分钟。每日1次，留针20分钟，连续治疗90天观察疗效。

适应证：糖尿病视网膜病变，中医辨证为肝肾不足者。

参 考 文 献

［1］王晖，辛康，张雪玲，等．针药并用治疗单纯型糖尿病视网膜病变临床观察［J］．实用中医药杂志，2009，25（4）：220－221.

［2］郑杰．针药结合治疗糖尿病视网膜病变 45 例［J］．针灸临床杂志，2009，25（7）：31－32.

九、低血糖症

【概述】低血糖是糖尿病最常见的并发症，严重的低血糖导致不可逆的脑功能损害，甚至直接导致死亡。低血糖是一种临床综合征，除了血糖水平低下，亦伴有各种复杂的临床表现。传统医学无"低血糖"病名，根据临床表现，本病属于中医的"虚劳""眩晕""心悸""脱汗""痉病"等范畴。

【病因病机】有许多原因可造成低血糖，常见的有降糖药物（包括口服药和胰岛素）使用过量、剧烈运动、饮酒、胰腺肿瘤、肝肾疾病、消化道手术后等，不常见的原因还有升糖激素的缺乏、胰岛肿瘤、胰岛素相关的自身免疫疾病等。

中医认为，阴阳互根，消渴病以阴虚为本，日久阴虚及阳，阳不敛阴，心阳不振，而见胸闷心悸、汗液大泄；或气阴两虚，气血无以濡养经脉，而见四肢抽搐；气血不能上荣于脑，则见头晕目眩、反应迟钝、幻觉幻想；若气阴俱虚，气随汗脱，则见神志不清之脱证。

【临床表现】本病发病可急可缓，除了典型的心悸、自汗等表现外，临床症状无特异性表现，如疲劳乏力、反应迟钝、幻觉、性格改变、视力改变、感觉异常、偏瘫等，严重者可见昏迷、癫痫甚至死亡。多变的临床表现易误导病情的判断，导致误诊、误治。血糖、肝肾功能、心电图、头部 CT、腹部 CT 等检查，可评估低血糖的病情并进行病因的探究。

【治法】

针刺疗法

处方

取穴：百会、关元、足三里，心脾两虚者加巨阙、脾俞；脾肾不足者加脾俞、肾俞、气海俞；肝肾不足者加太冲、太溪；心肾阳虚者加巨阙、肾俞、气海俞；气阴两虚者加三阴交；下元亏虚者加太溪、肾俞、气海俞。主穴百会、关元、足三里加艾灸。

方法：选穴用毫针补法，间歇留针。每日1次，连续治疗5日为一疗程，疗程间休息2日。

适应证：糖尿病，低血糖发作间歇期。

注意事项：局部皮肤有感染或溃疡者禁用，若经4个疗程治疗，低血糖仍有发作，应中止针刺法并予中西医结合治疗。

参 考 文 献

[1] 胡斌，马巧琳. 针灸治疗低血糖症48例 [J]. 中国针灸，2006，26（10）：712.

十、甲状腺功能亢进症

【概述】毒性弥漫性甲状腺肿所致的甲状腺功能亢进症（简称"甲亢"），以中青年女性多发，因甲状腺腺体自身产生过多的甲状腺激素，而出现甲状腺功能亢进症所致的甲状腺毒症表现，本病属于中医学"气瘿"的范畴，中医外治法配合口服药物，对改善临床症状和并发症有良好的疗效。

【病因病机】目前，一般认为本病与遗传倾向、自身免疫反应、感染、环境应激等多种因素有关，甲状腺呈不同程度的弥漫性肿大，滤泡上皮细胞增生，滤泡间淋巴细胞浸润，异常分泌过多的甲状腺激素引起全身的高代谢表现和相关脏器功能的损害。

中医认为，本病与七情内伤、肝肾亏损有关，盖由肝气郁结、气郁化火，导致肝肾亏损、血不养肝，肝气疏泄不利而气郁火郁。此外，素体亏虚，外感风热痰邪侵入亦可引起本病。

【临床表现】高代谢综合征，如消瘦、怕热、多汗、情绪急躁、心慌心悸、进食增多等表现，是本病的重要症状，甲亢突眼、甲状腺弥漫性肿大、局限性皮肤黏液水肿是本病临床表现的三大特征。甲状腺激素、甲状腺抗体、红细胞沉降率、眼部影像学检查对本病的诊断有重要意义。

【治法】

（一）针刺疗法

处方1

取穴：取内关、间使、神门、足三里、三阴交、太冲、太溪和关元等穴。

方法：用提插补泻法。

适应证：甲状腺功能亢进、亚急性甲状腺炎等稳定期，抗体升高明显，中医辨证属气血亏虚、肝肾不足者。

注意事项：有局部皮肤感染、皮肤破损者禁用，有习惯性流产史的孕妇禁用强刺激手法。

处方 2

取穴：间使、内关、神门、三阴交、太溪、照海、复溜、太冲、合谷、攒竹。

方法：用毫针，间使、内关、神门用泻法，余穴位取 2~3 穴轮换配用。每日或隔日 1 次，1~2 个月为一疗程。

适应证：甲亢、亚甲炎恢复期，中医辨证为阴虚火旺者。

注意事项：局部皮肤有感染或溃疡者、2 级以上高血压者、有习惯性流产的孕妇禁用。

（二）穴位贴敷疗法

处方 1

药物：黄药子、生大黄各 30 克，蚤休 15 克，地鳖虫、僵蚕、全蝎 10 克，明矾 5 克，蜈蚣 5 条。

方法：上药研成细末，加黄酒、醋等调成糊状，敷于颈部患处，每日 1 次，每次 30 分钟，2 周为一疗程。

适应证：甲亢非急性发作期甲状腺肿大、单纯性甲状腺肿大，中医辨证属于痰凝血瘀者。

注意事项：黄药子可导致肝损害，应用时定期检测肝功能，肝功能异常者忌用。

处方 2

药物：白头翁、白蒺藜各 15 克，橘核、夏枯草 12 克，玄参、浙贝母 10 克，柴胡 6 克。

取穴：神阙、甲状腺。

方法：上药研细末，用醋调成糊，穴位贴敷。每日 1 次，每次 2 小时。14 日为一疗程。

适应证：甲亢非急性发作期甲状腺肿大、单纯性甲状腺肿大，中医辨证

中医特色外治疗法

属于肝郁化火者。

处方3

药物：野菊花20克。

用法：野菊花洗净后捣烂，加入少量食盐再捣匀，按肿块大小取适量，隔水蒸热，待温度适中后外敷患处，外用纱布覆盖胶布固定。每日1次，每次2小时。14日为一疗程。

适应证：甲亢急性发作期甲状腺肿大，中医辨证属于风热袭表者。

注意事项：注意控制温度，预防皮肤烫伤；有皮肤感染、皮肤破损者禁用。

参 考 文 献

[1] 陈汉平，胡国胜，何金森，等. 针灸治疗自身免疫性甲状腺疾病的作用特点 [J].中国针灸，1991，25（6）：33 - 36.

[2] 周仲瑛. 中医内科学 [M].2 版. 北京：人民卫生出版社，2018.

[3] 裴红. 中药外敷治百病 [M].北京：科学技术文献出版社，2009.

[4] 欧广升. 慢性病外治妙术 [M].长沙：湖南科学技术出版社，2009.

[5] 谭新华. 中医外科学 [M].2 版. 北京：人民卫生出版社，2011.

十一、甲状腺功能减退症

【概述】 原发性甲状腺功能减退症（简称"甲减"）是排除了其他原因导致的低甲状腺激素血症，或甲状腺激素抵抗而引起的全身低代谢综合征（因甲状腺切除等引起的继发性甲状腺功能减退症不在此段叙述）。其病理特征为黏多糖在组织和皮肤中堆积。根据其临床表现，本病属于中医学"虚劳""水肿""痰饮"等范畴，中医外治对本病有较好的辅助治疗作用。

【病因病机】 成人甲减的主要病因有自身免疫损伤、甲状腺破坏、碘过量和抗甲状腺药物等，最常见的原因是自身免疫性甲状腺炎、甲状腺手术和^{131}I治疗后。

中医认为，本病系由先天禀赋不足或后天失养致脾肾阳虚，气化无力，水湿壅滞，故生乏力、畏寒、水肿等虚阳见证。水饮上泛于心，心阳不足无以化气，则见胸闷气短、心慌心悸、脉结代等症状。

【临床表现】 临床上除见低代谢综合征外，如疲劳、怕冷、体重增加、便秘、记忆力减退，还可见各系统损害的表现，如肌肉乏力、腱反射减退、贫血、麻痹性肠梗阻、女性月经过多或闭经等。甲状腺激素和甲状腺抗体对本病的诊断和病因分析有重要意义。

【治法】

(一) 温针灸法

处方

取穴：中脘、下脘、气海、关元、足三里（双侧）。

方法：针刺前嘱患者排空小便，取仰卧位，暴露选穴处皮肤，穴位常规消毒，用一次性不锈钢毫针在穴位直刺进针，平补平泻法，深度为 15 ~ 20 分钟，将事前准备好的艾条（2 厘米为 1 炷），用镊子插在针柄上，点燃施灸，以局部温热为度。待艾条燃尽冷却后除去灰烬，将针取出。每日 1 次。10 日为一疗程，一疗程结束后休息 1 天，3 个疗程后终止。

适应证：甲状腺功能减退，中医辨证属肾阳不足者。

注意事项：注意预防皮肤烫伤，有局部皮肤感染、皮肤破损者禁用，有习惯性流产史的孕妇慎用。

(二) 穴位贴敷疗法

处方

药物：熟地、茯苓各 100 克，附子、当归各 50 克，肉桂 30 克。

取穴：肾俞、内关、关元、足三里、手三里、气海、阴陵泉。

方法：上药研末，加适量生姜汁调成糊状，制成穴丸状，每次取 3 组穴位、贴敷 0.5 ~ 2 小时，每隔 7 ~ 10 天 1 次，4 ~ 6 次为一疗程。

适应证：甲状腺功能减退，中医辨证阳虚气虚者。

来源：宁波市中医院治未病中心。

(三) 隔物灸法

处方

取穴：大椎穴、肺俞、脾俞、膈俞、肾俞。

方法：嘱患者俯卧舒适体位放松。将市售鲜姜切成厚 0.3 厘米、直径 3 厘米左右的圆形姜片，共 9 个，并用针扎上数孔，分别置于患者大椎穴、肺俞、脾俞、膈俞、肾俞。将直径 2 厘米、高 2 厘米锥型艾炷置于以上 9 个腧穴，艾炷不宜疏松，以免燃烧时艾灰散落灼伤患者皮肤。用已经燃着的线香

中医特色外治疗法

将9个艾炷相继点燃，令艾炷缓慢燃烧。当艾炷将要燃尽，患者自觉有烧灼感时，用镊子轻轻挟取艾炷放入水杯中熄灭。将另1个艾炷迅速置于姜片上继续点燃，以免时间过长穴位局部温热刺激减弱，如此每穴反复施灸4个，以患者穴区有较强的温热感，并泛发红晕为度，1周2次，10次为一疗程。

适应证：甲状腺功能减退，有疲劳、畏寒、水肿症状，中医辨证属脾肾阳虚者。

注意事项：注意观察皮肤，控制温度，预防皮肤烫伤，有局部皮肤感染、皮肤破损者禁用，有习惯性流产史的孕妇慎用。

参 考 文 献

［1］周巨伦. 温针灸治疗成人甲状腺功能低下的临床疗效探析［J］.中医中药，2013，20（16）：139 – 142.

［2］范家英，玄亨涉，于东东，等. 路玫教授隔姜灸治疗甲状腺功能低下症经验［J］.中医学报，2012，27（1）：112 – 113.

十二、桥本甲状腺炎

【概述】桥本甲状腺炎是最常见的自身免疫性甲状腺疾病，以中年女性多发，早期无明显的临床表现，高滴度的甲状腺过氧化物酶抗体和甲状腺球蛋白抗体是本病的特征。本病属于中医学"瘿痈"范畴，后期部分患者亦可属于"虚劳"范畴。此处仅讨论甲状腺功能尚在正常范围的桥本甲状腺炎，桥本甲亢、桥本甲减的治疗方法可参见"甲状腺功能亢进症""甲状腺功能减退症"。

【病因病机】本病是器官特异性自身免疫性疾病，有一定的遗传倾向，发病与抗体依赖介导和补体介导的细胞毒性作用有关。碘摄入量的增加，也使得本病的发病率有显著提高。

中医认为，本病或由外感风邪犯上，侵袭颈喉，局部经络气血凝滞成肿，不通而痛；或因脾肾气虚，卫外不固，感受风热痰邪，水饮不运，痰湿搏于颈喉而化为肿块，或致疼痛。病久耗伤气阴，据其体质从寒化或热化，或见阳虚生寒证，或见阴虚火旺证。

【临床表现】本病早期一般无明显的临床症状，仅表现为甲状腺过氧化物酶抗体升高，病程晚期可出现甲减症状（见前述），部分患者以甲状腺肿或甲减症状就诊。甲状腺激素和甲状腺抗体检查有重要意义。甲状腺肿大者须行甲状腺细针抽吸细胞学检查，以排除甲状腺恶性肿瘤的可能。

【治法】

（一）温针灸法

处方

取穴：关元、中脘、足三里（双侧）、肾俞穴（双侧）、丰隆穴（双侧）。

方法：患者呈仰卧位，局部常规消毒后，根据患者胖瘦情况，避开血管，酌情选用1～2寸毫针快速直刺腹部穴位和四肢穴位，得气后并给予适当平补平泻手法，使患者有酸麻胀重的感觉，留针30厘米。各穴在针刺同时行温针灸，将长1.5厘米、直径1厘米的艾条钻小孔后固定于针柄，下垫纸板，以免烫伤。待艾条燃尽冷却后除去灰烬，将针取出。每周1次，治疗3个月。

适应证：桥本甲状腺炎恢复期，中医辨证属脾肾阳虚者。

注意事项：注意局部皮肤保护，预防烫伤，局部进针部位有皮肤破损、皮肤感染者禁用，有习惯性流产的孕妇禁用强刺激手法。

（二）隔物灸法

处方

取穴：大椎、肾俞、命门、膻中、中脘、关元。

方法：用隔附子饼灸。

适应证：桥本甲状腺炎恢复期，有疲劳、畏寒、水肿症状，中医辨证属脾肾阳虚者。

注意事项：注意观察皮肤，控制温度，预防皮肤烫伤，有局部皮肤感染、皮肤破损者禁用，有习惯性流产史的孕妇慎用。

参　考　文　献

[1] 田葱，马明霞，李娟，等. 温针灸治疗甲状腺自身抗体阳性不明原因不孕症临床研究［J］. 中医药临床杂志，2018，30（6）：1124-1127.

[2] 陈汉平，胡国胜，何金森，等. 针灸治疗自身免疫性甲状腺疾病的作用特点［J］. 中国针灸，1991，25（6）：33-36.

十三、亚急性甲状腺炎

【概述】亚急性甲状腺炎是一种与病毒感染有关的自限性疾病，一般不残留甲减，永久性甲减的后遗症不多，以女性为多发。病理可见甲状腺轻中度肿大，甲状腺滤泡结构破坏，组织结构内见巨噬细胞浸润。本病属于中医学的"瘿痈"的范畴。

【病因病机】本病的发病与病毒感染有关，如流感病毒、柯萨奇病毒、腺病毒、腮腺炎病毒等，部分患者可检出甲状腺自身抗体。

中医病因病机见桥本甲状腺炎详述。

【临床表现】本病起病前常有咽炎或其他病毒感染症状，颈部甲状腺区疼痛明显，全身有发热、肌肉酸痛、纳差等症状，甲状腺可有轻中度肿大，质地较硬，有明显触痛。甲状腺激素、红细胞沉降率检测对本病的诊断和分期有重要意义。

【治法】

穴位贴敷疗法

处方

药物：如意金黄散（北京同仁堂）。

方法：将24克如意金黄散用少量温开水调成浓汁，涂敷颈部患处，保持湿润。每日1次，每次20～30分钟，7日为一疗程。

适应证：亚甲炎急性期，有发热、颈痛等症状。

注意事项：饱餐后慎用。

来源：黔西南州中医院内分泌科。

十四、甲状腺切除术后

【概述】甲状腺恶性肿瘤、甲状腺结节、甲状腺破裂、药物不能控制的甲状腺功能亢进症均为甲状腺切除的常见原因。本文主要讨论甲状腺切除术后的相关并发症的外治法。另外，因甲状腺恶性肿瘤可分为乳头状癌、滤泡状癌、髓样癌和未分化癌四类，其中乳头状癌发病率最高，本文只讨论其中恶性程度较低的乳头状癌术后并发症外治，其他类型甲状腺恶性肿瘤，或已有多处淋巴结、其他器官转移的甲状腺恶性肿瘤中医外治法请参阅相关文献。

根据其临床表现，本病属于中医学"肉瘿""石瘿"范畴。中医外治法对于甲状腺术后患者有较好的改善症状、加快恢复的临床疗效。

【病因病机】本病的病因目前尚未十分明确，可能与性别、肥胖、辐射暴露、遗传等有关。碘摄入量与发病风险的关系，目前仍存在争议。

中医认为，本病患者体质多属气虚阳虚血瘀质，在外感热毒、饮食不节、肝肾亏虚等病因的作用下，经络气血运行失常，局部郁结，生成痰毒，因系气虚阳虚体质，不能从热化，气血寒凝瘀滞，使肿块增大结硬，表面不平，甚至疼痛。或经手术、放化疗后，气血耗伤，而见气虚阳虚诸证，进而出现阳不制阴、火不归源、阴阳两虚的全身症状。

【临床表现】本病多见于女性，约10%患者首发于颈部淋巴结肿大而就诊，可根据B超来判断甲状腺结节或弥漫性增大等病因。甲状腺细针抽吸细胞学检查是判断良恶性肿瘤最准确的诊断方法。术后的表现、适应证同甲状腺功能减退症有相似之处。本文主要论述术后的并发症。

【治法】

（一）针刺疗法

处方

取穴：太冲、扶突、足三里、列缺、天突、舌三针（廉泉及廉泉穴两旁各1寸处）、膻中、翳风、三阴交。风邪入络型加合谷、风池；脉络受损型加丰隆；肺脾气虚型加肺俞、太溪穴；瘀血阻滞型加血海穴。

方法：患者取仰卧位，常规消毒后取一次性毫针，快速在扶突穴进针，穴位周围产生酸胀感后，用捻转泻法行针1分钟快速起针；其余穴位沿胸骨外进针，快速直刺得气。

适应证：甲状腺癌术后声带麻痹，中医辨证属痰瘀互结者。

（二）推拿疗法

处方

取穴及方法：用右手拇指、食指指腹从甲状软骨左、右上角开始由上往下循环按压10次，再按压双侧人迎穴、合谷穴2分钟。双手拇指、中指同时按压双侧风池穴、太阳穴2分钟。推拿在针灸前后各做1次。同时做"气沉丹田"练习，即吸气使腰和小腹丹田部位外凸，呼气使腰和小腹丹田部位凹收，每日练习20分钟；再做发"嘶"练习，肩胸保持平稳，吸气使腰和小腹丹田部位凸起，然后，吸一口气发"嘶"，要保持状态 30 秒，每日练习 20 分钟。

适应证：甲状腺癌术后声带麻痹，中医辨证属脾肾不足者。

参 考 文 献

[1] 曹磊，李云龙，孟美琦，等. 中医针灸辨证治疗甲状腺切除术后声带麻痹的临床疗效 [J]. 中医药理论，2018，22（11）：127 - 128.

[2] 左素冰. 针灸辨证分型配合护理干预治疗甲状腺切除术后致声带麻痹 64 例临床观察 [J]. 中医药导报，2014，20（2）：86 - 88.

十五、肥胖

【概述】肥胖是指由于体内脂肪的体积和（或）脂肪细胞数量的增加导致的体重增加，或体脂占体重的百分比异常增高，并在某些局部过多沉积脂肪，通常用 BMI 进行判定。超重是指介于正常和肥胖间的身体状态。近二十年来，我国超重/肥胖的患病率逐年增长，呈流行态势。中国健康营养调查的数据显示，1993—2009 年，成年人超重/肥胖的患病率从 13.4% 增加至 26.4%，成年人腹型肥胖的患病率从 18.6% 增长至 37.4%。肥胖是糖尿病、心血管疾病及其他代谢性疾病和肿瘤的潜在危险因素。

【病因病机】肥胖多因老年体弱、过食肥甘、缺乏运动、先天禀赋等导致的气虚阳衰、痰湿瘀滞形成。病机总属阳气虚衰、痰湿偏盛。脾气虚弱则运化转化运输无力，水谷精微失于输布，化为膏脂和水湿，留滞体内而导致肥胖；肾阳虚衰，则血液鼓动无力，水液失于蒸腾气化，导致血行迟缓，水湿内停，而成肥胖。《素问·异法方宜论》曰"其民华食而脂肥"。《景岳全书》认为肥人多气虚，《丹溪心法》认为肥人多痰湿。肥胖的病机还与气虚、痰湿、七情及地理环境等因素有关。此外，肥胖还与其他多种疾病有关。

【临床表现】有饮食过多、恣食肥甘厚味等不良饮食习惯，或缺乏运动，或有肥胖家族史。体重明显超过标准体重，或有身体沉重、头晕乏力、行动迟缓，甚或动辄喘促等症状。肥胖可分为单纯性肥胖病、继发性肥胖病，本文主要针对单纯性肥胖患者论述。

【治法】

（一）针刺疗法

处方 1

取穴：天枢、大横、中脘、丰隆、阴陵泉、腹结、太乙。脾胃俱旺型加关门、内庭、上巨虚；脾虚湿盛型加足三里、三阴交、水分；脾肾两虚型加关元、带脉、气海；质禀土形型加解溪、曲池、梁丘。

方法：嘱患者取仰卧位，准确定穴，局部常规消毒后，使用直径 0.3 毫米无菌针灸针，按体形和穴位部位，选长 40 ~ 70 毫米毫针。进针得气后，中脘、阴陵泉行提插捻转补法，丰隆、腹结行泻法，余穴行平补平泻法。

适应证：中心型肥胖。

处方 2

取穴：曲池、中脘、天枢、气海、血海、足三里、内庭。脾虚湿盛加阴陵泉、三阴交、水分、脾俞；胃肠实热加上巨虚、大肠俞、支沟、丰隆；肝郁气滞加膻中、太冲、阳陵泉、行间；脾肾阳虚加脾俞、肾俞、太溪、关元；阴虚内热加太溪、肾俞、太冲、三阴交。

方法：患者取舒适体位，穴位常规消毒，用 0.35 毫米 ×（40 ~ 50）毫米毫针，快速进针，得气后，实证用泻法，虚证用补法。补泻完毕后，于双侧天枢、足三里穴接 G6805 型电针治疗仪两组线，用断续波，频率为 20 次/秒，强度以患者能耐受的最大值为度。留针 3 分钟。2 天治疗 1 次，1 个月为一疗程，共治疗 3 个月。

适应证：单纯性肥胖。

（二）艾灸疗法

处方

取穴：气海、关元、足三里、天枢、阴陵泉、三阴交。脾肺气虚加列缺、太渊；水湿内停加水分；心脾两虚加神门、隐白；脾肾两虚加脾俞、肾俞。

方法：温针药灸法：取上穴，采用温针药灸（自制温灸筒及传统药艾条）方法，进针得气后，在即将施行灸疗的 2 ~ 3 个主要施灸穴位上戴上温灸筒（筒底中心有小孔），将长 2 厘米左右的药艾条点燃后，倒插在筒中毫针的针柄上，每穴最少 2 段艾条，余穴留针。关于温灸筒的制作：温灸筒由铝箔制作，为平底、筒底直径 5 厘米、筒高 5 厘米的圆柱筒，筒底中央钻有一小孔，使针柄能容易通过；距筒底 5 毫米处，在筒壁周边钻小通气孔 10 余个。

适应证：单纯性肥胖虚证。

（三）耳穴疗法

处方

取穴：脾、胃、大肠、饥点。

方法：75% 乙醇消毒局部皮肤，用棉签棒在耳穴区内寻找敏感点，取小方胶布将王不留行籽贴压于耳穴，要求患者每次每穴重压 5～10 秒后放松，而后再次按照上述方法按压，每穴每日按压 10～15 次，于饭前半小时进行，3～5 日更换 1 次，双耳交替。

适应证：单纯性肥胖。

来源：宁波市中医院治未病中心。

（四）拔罐疗法

处方

取穴：中脘、气海、关元、天枢、大横、滑肉门、带脉。

罐法：闪罐法、走罐法、留罐法。

方法：患者取仰卧位，用闪火法，用两个罐从中脘开始到关元穴为一圈进行闪罐，来去闪三圈，至皮肤一点微红。用走罐法从中脘到关元穴进行走罐，至皮肤潮红或瘀血为止。用留罐法，在上述穴位进行定罐 10 分钟。1 周 1 次，10 次为一疗程。

适应证：单纯性肥胖。

来源：宁波市中医院中医治疗室。

（五）推拿疗法

处方

方法：患者取俯卧位，医者立患者一侧，捏脊 3～5 遍以激发经气，按揉双侧足三里 2 分钟，摩腹 5 分钟。每日 1 次，每次 15 分钟，12 次为一疗程，停 6 天再行第二疗程。

虚实夹杂型及虚证手法：擦八髎、肾俞、命门至发热，捏脊、摩腹、抖腹以消脂。

实证手法：摩腹法采用顺时针摩腹以通腑导滞，推下七节骨 300~500 次，擦胁肋，指振中脘。

适应证：各种体质肥胖，气虚明显者手法宜轻。

（六）埋线疗法

处方

取穴：主穴为中脘、天枢、关元、气海、足三里、丰隆。脾虚加水分、阴陵泉；胃肠实热加胃俞、曲池、上巨虚；肝郁气滞加肝俞、阳陵泉；脾胃阳虚加肾俞、阴陵泉。

方法：常规消毒局部皮肤，取一段 1 厘米长的医用可吸收性外科缝线，放置在一次性使用埋线针针管前端，后接针芯，左手绷紧或捏起进针部位的皮肤，右手持针，刺入穴位；当患者出现针感后，一边推针芯，一边退针管，将可吸收线埋在穴位的皮下组织或肌层之间。每次取穴 6~8 个，埋线后针孔部位覆盖医用创可贴。15~20 天 1 次，4 次为一疗程。

适应证：单纯性肥胖。

（七）熏蒸疗法

处方 1

药物：生大黄 10 克，泽泻 20 克，决明子 30 克，茯苓 20 克，薏苡仁 30 克，荷叶 20 克，生艾叶 30 克，冬瓜皮 20 克，木瓜 20 克。

方法：采用中药熏蒸治疗床，药物煎煮后利用含药蒸汽熏蒸患者四肢及躯干部，熏蒸温度调至 40~45 ℃，每次熏蒸 30 分钟。

适应证：腹型肥胖。

处方 2

药物：生大黄 30 克，决明子 30 克，细辛 6 克，茯苓 30 克，薏苡仁 30 克，泽泻 30 克，藿香 30 克，冬瓜皮 30 克，丝瓜络 30 克，玉米须 20 克，番泻叶 30 克，木瓜 20 克，荷叶 5 克，艾叶 10 克。

方法：采用中药熏蒸治疗仪治疗，每周 3 次，5 周为一疗程。

适应证：单纯性肥胖。

（八）汗蒸疗法

处方

方法：将汗蒸房提前加温，使室温控制在 40～45 ℃，先打开地面和墙砖的电源开关，地面和墙砖有热感后再打开墙面电源开关，当汗蒸房室温达 40 ℃左右，即可进入室内汗蒸，每次汗蒸时间为 40～60 分钟，每日 1 次，共 4 周。

适应证：单纯性肥胖。

（九）揿针疗法

处方 1：耳穴揿针

取穴：主穴为脾、胃、大肠、内分泌，配穴根据肥胖证型选穴，脾虚痰湿型加三焦肺、心，胃热湿阻型加小肠、直肠，肝郁气滞型加肝、胆、胸，脾肾阳虚型加肝、肾。

方法：患者取坐位，确定穴位耳郭常规消毒，左手固定耳郭，右手用镊子夹取揿针，对准穴位压其上。每次以按压 5～7 个穴为宜，每日按压 3～5 次，隔 3 天换 1 次，两耳交替贴用。按压手法：补、泻、平补平泻，每日按压耳穴 3～5 次，每穴每次 5～10 下。一周二次，10 次为一疗程。

适应证：单纯性肥胖。

来源：宁波市中医院中医治疗室。

处方 2：体穴揿针

取穴：主穴为中脘、足三里、滑肉门穴，配穴根据肥胖证型选穴，脾虚痰湿型加丰隆穴、阴陵泉，胃热湿阻型加内庭、地机穴，肝郁气滞型加期门、太冲、带脉，脾肾阳虚型脾俞、命门穴。

方法：患者取坐位，确定穴位常规消毒，用镊子夹取揿针，对准穴位压其上。按压手法：补、泻、平补平泻，每日按压耳穴 3～5 次，每穴每次 5～10 下。一周 2 次，10 次为一疗程。

适应证：单纯性肥胖。

来源：宁波市中医院中医治疗室。

参 考 文 献

［1］赵海音．针刺为主治疗中心型肥胖临床观察［J］．中国针灸，2006，26（9）：629 －

631.

［2］谢长才，符文彬，孙健，等．针刺治疗单纯性肥胖症的规范化方案［J］.中国老年学杂志，2011，12（31）：4751－4753.

［3］杨金山．温针药灸与电针治疗单纯性肥胖的临床研究［J］.中国针灸，2002，22（4）：237－239.

［4］张志娟．针灸加按摩手法治疗肥胖症临床疗效观察［J］.中国卫生产业，2013，7：168.

［5］侯慧先，孙婷，胡艳双，等．穴位埋线法治疗单纯性肥胖的疗效观察［J］.针灸临床杂志，2014，30（7）：50－52.

［6］汪洋，闫禹竹，杜中梅，等．中药熏蒸联合拔罐治疗腹型肥胖的临床观察［J］.中医药信息，2019，36（4）：88－91.

［7］卜林凌，金晓晓，石玲．针灸配合中药熏蒸治疗成人单纯性肥胖症73例疗效观察［J］.中国民族民间医药，2011，20（5）：104－105.

［8］关真民，王慧，鹿勇．汗蒸对单纯性肥胖减肥效果的临床观察［J］.中国美容医学，2012，21（1）：131.

十六、性早熟

【概述】性早熟是指女孩在8岁前、男孩在9岁前呈现第二性征的改变。根据Tanner分期，可分为五期。近年来，本病的发病率明显增高，已成为最常见的小儿内分泌系统疾病之一。

【病因病机】儿童性早熟根据病因可能为平时过食油腻厚味之品，或起居、情绪不调，痰湿内生，日久化热成瘀而致。中医可分为3型，即阴虚火旺型、肝郁化火型、痰热内结型。

【临床表现】女孩在8岁前乳房有硬块、乳头增大、阴毛出现或增多；男孩在9岁前阴茎早期生长、发音改变、胡须出现等。

【治法】

（一）推拿疗法

方法：运内八卦、推四横纹、清肝经、补脾经、补肾经各500次，按揉丰隆穴2分钟，从上到下敲打双下肢外侧胆经各5分钟。以上手法均由推拿医师教会家长或患儿后自行在家每日操作2次。

推拿连续操作30天，选择运内八卦、推四横纹、揉丰隆穴以调中行气，化痰消胀散结；胆经为枢经，是人体各经脉通畅运行的关键，因此配合拍打胆经有助于气血在各经脉中通畅运行，以上各穴相配共同达到治疗本病的目的。

（二）耳穴疗法

处方 1

取穴：肝、脾、肾、内分泌、内生殖器。

方法：单耳贴压，贴压 1 周 1 次，贴压期间每日按压 2 次，5 分钟 1 次，以痛为宜；隔周 1 次，两耳交替进行。3 个月为一疗程。

处方 2

取穴：交感、内分泌、肾、肝、神门、脾。

方法：先将耳郭用 75% 乙醇消毒，以探棒找阳性反应点，然后将带有王不留行籽的胶布贴于阳性反应点处，手指按压，使耳郭有发热胀感。每日按压 5 次，每次 5 分钟，1 周换贴 1 次，两耳交替。3 个月为一疗程，时间为 6 个月 ~ 2 年。

参 考 文 献

[1] 褚艾妮，林静 . 小儿推拿结合中药治疗幼女乳房早发育临床观察 [J]. 吉林中医药，2013，33（9）：943 – 944.
[2] 徐珊珊，赵鋆 . 耳穴压丸联合早熟方治疗女童性早熟临床研究 [J]. 世界中医药，2018，13（1）：190 – 194.
[3] 李伟元，邓丽莎，莫珊，等 . 耳穴贴压法配合滋阴降火中药对真性性早熟女童生长的影响 [J]. 中华中医药学刊，2007，25（10）：2118 – 2119.

十七、粉刺

【概述】粉刺，又称痤疮、青春痘，是皮肤科常见病、多发病，尤其在青春期男女发病率最高。粉刺是毛囊皮脂腺的慢性炎症，主要在颜面部及胸背部出现白头与黑头粉刺、丘疹、脓疱、结节与囊肿，少数患者甚至形成萎缩性或增生性瘢痕。

【病因病机】主要是油脂分泌失衡，毛囊堵塞角化，分泌失调所致。

粉刺在古医籍中多称为"肺风粉刺""酒刺""面疮"。中医药治疗粉刺历史悠久，历代医家在长期的诊治过程中，对其病因病机有不同的认识，治疗方药也各不相同。《外科大成》记载："肺风由肺经血热郁滞不行而生酒刺也。"《外科启玄》记载："肺气不清，受风而成，或冷水洗面，热血凝结而成。"《外科正宗》曰："肺风、粉刺、酒渣鼻三名同种，粉刺属肺，酒渣鼻属脾，皆血热郁滞不散所致。"《医宗金鉴·外科心法要诀》中对肺风粉刺记载曰："此证由肺经血热而成。每发于面鼻，起碎疙瘩，形如黍屑，色赤肿痛，破出白粉汁。"并有记载外用"颠倒散"，内服"枇杷清肺饮""犀角升麻丸"治疗肺风粉刺。

【临床表现】主要在颜面部及胸背部出现白头与黑头粉刺、丘疹、脓疱、结节与囊肿，临床分型多样，主要为肺经风热型、脾胃湿热型、热毒炽盛型、痰湿瘀滞型、痰热瘀血型、阴虚内热型。

【治法】

（一）针刺疗法

处方1

取穴：主穴为阳白、颧髎、大椎、合谷、曲池、内庭。肺经风热型加少商、尺泽、风门；脾胃湿热型加足三里、三阴交、阴陵泉；痰湿瘀滞型加脾俞、丰隆、三阴交；冲任失调型加血海、膈俞、三阴交。

方法：采用无菌消毒针灸针（0.30毫米×25毫米和0.30毫米×40毫米），针刺得气后，施平补平泻法，留针30分钟，每日1次。疗程8周，期间禁用化妆品。

处方2

取穴：阿是穴。局部取每个皮损（粉刺、丘疹、脓疱、囊肿为主）顶部中央及基底部。

方法：选取皮损，以其中心部位为进针点，以2%碘伏常规消毒后，然后选取合格的体针（不锈钢毫针0.30毫米×40毫米，1.5寸）在酒精灯上烧红至发白，垂直快速点刺皮损。若皮损为丘疹、黑头、脓疱，常点刺一下即可，稍加挤压，把皮疹上的黑头粉刺或脓疱分泌物、脓栓、脓血清除；若皮损为结节坚硬者，则应在其中心和周围多处点刺；若为囊肿（较深较大者换用1毫升注射器针头烧红针刺），刺破囊壁时则有落空感，用棉签轻轻挤净囊内物，消毒棉签蘸干并轻按针孔。深度取决于皮损深度，以针尖透过皮肤病变组织，未接触正常组织为宜。每个皮损部位控制在5次内，根据患者病情4周为一疗程。

中医特色外治疗法

处方 3

方法：暴露皮损部位，选好进针点，常规消毒后用毫火针在酒精灯上烧红甚至发白之后，垂直快速点刺皮损顶部。粉刺、脓疱、囊肿点刺后稍加挤压，把皮疹上的黑白头或脓液、脓血等挤出。结节、增生性瘢痕在其中心和周围多处点刺，刺入病变组织中部，不宜过深。治疗后第 2 天开始结痂，结痂期忌用手抓，让痂壳自行脱落，若痂壳掉后皮损未消失则再次治疗。每周 1 次。1 周为一疗程，需 4 个疗程。

（二）刺络放血疗法

处方

取穴：大椎、肺俞、心俞、肝俞、脾俞。

方法：局部予碘伏消毒皮肤，用三棱针针尖点刺上述每穴 3～5 下，以轻度出血为度，然后迅速将火罐扣压点刺处，留罐约 10 分钟后起罐，出血量一般在 3～5 毫升，最后予消毒棉球擦干血迹。每 3 日治疗 1 次。

适应证：实证粉刺。

（三）耳穴疗法

处方

取穴：神门、肺、胃、内分泌、卵巢、面颊、皮质下。

方法：用 75% 乙醇棉球擦耳郭的皮肤，再用干棉球擦净，一手用拇指、食指紧拉耳郭后上方，另一手持探棒，自耳轮后上方由上而下在选择区内寻找耳穴的敏感点。然后用镊子将粘有王不留行籽的胶布对准耳穴贴并用手按压进行压迫刺激，使患者耳朵感到酸、麻、胀、痛或发热。贴后嘱患者每日揉按 3～5 次，每次每个穴位揉 1～2 分钟，以加强刺激，夏季可留置 1～3 日，冬季可留置 3～5 日，左右耳穴交替贴压，连续贴压 1 个月。

适应证：各种体质粉刺。

（四）中药面膜疗法

处方 1

药物：连翘、黄柏、丹参各 100 克，马齿苋 60 克等。

方法：清洁患者面部皮肤，脓疱型先针清。再取面膜粉 5 克，用纯净水

（或用蜂蜜）适量，调和成糊状，均匀敷于面部，面膜倒模时，眼鼻口处可先覆盖纱布，以防影响呼吸或毛发处结药痂。面膜敷贴后，可在中药面膜上加敷倒模，可采用市售倒模粉（或医用石膏粉），等待 20 ~ 30 分钟待倒模干燥硬化后，整块取下；或可在面膜上敷保鲜膜（可视患者皮肤情况配合蒸汽喷雾机热喷 10 ~ 15 分钟）；或在面膜上敷贴一次性面膜纸，20 ~ 30 分钟之后取下，用清水将中药面膜洗去，可涂抹润肤水、药膏或润肤乳。一般每周 2 ~ 3 次，4 周为一疗程。

适应证：适用于肺经风热证、脾胃湿热证所致的以炎性丘疹、脓疱为主的皮损。

来源：辽宁中医药大学附属医院。

处方 2

药物：杏仁、白芷、黄柏、石膏组成的杏仁白芷散。

方法：清洁患者面部皮肤，使用医用针具排出感染部位的脓血。在此基础上，患者采用外敷药物以温水调匀，取仰卧位，取 5 ~ 10 克混合好的药物均匀涂抹于面部，维持 10 分钟，再用清水洗净。

适应证：痤疮急性期。

参 考 文 献

[1] 刘淑梅，师彬．针刺治疗痤疮疗效及对免疫功能的影响［J］．中华针灸电子杂志，2015，4（2）：53 - 55.

[2] 杨素清，刘成祥．火针联合中药治疗寻常痤疮（痰湿瘀滞型）60 例［J］．中医外治杂志，2014，23（1）：9 - 10.

[3] 泥吉娟，张晓杰．消毒饮配合火针治疗痤疮 85 例［J］．实用中医药杂志，2014，30（8）：711.

[4] 胡凤鸣，戴品，王鹏，等．刺络拔罐法联合疏肝消痤汤治疗痤疮 80 例［J］．江西中医药，2017，48（413）：55 - 57.

[5] 韩冬梅，万钧，任朝霞．耳穴贴压法治疗女性迟发性痤疮临床观察及护理［J］．河北中医，2014，36（3）：446 - 447.

[6] 孙雪，何思雨，郑杨，等．杏仁白芷散面部贴敷法治疗痤疮急性期 28 例临床研究［J］．亚太传统医药，2016，12（2）：135 - 136.

十八、痛风

【概述】痛风是一种单钠尿酸盐沉积所致的晶体相关性关节病，与嘌呤

中医特色外治疗法

代谢紊乱及（或）尿酸排泄减少所致的高尿酸血症直接相关，属代谢性风湿病范畴。痛风可并发肾脏病变，严重者可出现关节破坏、肾功能损害，常伴发高脂血症、高血压病、糖尿病、动脉硬化及冠心病等。本病一般属于中医"痹证"的范畴。中医药治疗痛风具有降尿酸、抗炎和改善关节功能及减少不良反应方面的优势，显示出较大的临床实用价值。

【病因病机】痛风的发病机制尚未明确，主要是认为尿酸升高、炎症反应参与其中，为多基因遗传性疾病，其发病与基因多态性和环境因素有关，是痛风易感基因与环境因素相互作用的结果。

中医认为，本病主要是平素脾胃虚弱，贪食膏粱厚味，脾胃运化失司，升降失常，水饮不能布散，聚于中焦成湿，日久化热，湿热蕴结，流注四肢关节，致使关节气血运行不畅，发为痛风，表现为关节急性红肿热痛。脾胃为后天之本，若亏虚，损及先天，肝肾不足，四肢筋脉失养；湿热之邪痹阻关节，阻碍气血运行，日久成痰生瘀，进一步痹阻于关节处，加重病情，表现为关节反复疼痛，或形成痛风石。

【临床表现】部分痛风患者仅表现为高尿酸血症，无其他症状。有的患者可以很快出现关节疼痛为主的痛风急性发作，发作时间通常是下半夜，表现为脚踝关节或脚趾、手臂、手指关节处肿胀、发红，伴有剧烈疼痛。诊断痛风的金标准是在偏振光显微镜下在患者关节液或痛风石中发现双折光的针状尿酸盐结晶，同时，血尿酸、超声、双源 CT 等辅助检查，对病情的严重情况及其并发症的评估有重要的作用。

【治法】

（一）针刺疗法

处方

取穴：下肢痛风取肾俞、三阴交、太溪、大敦、太冲、足三里、丘墟、足临泣；上肢痛风取小肠俞、曲池、合谷、后溪。

方法：急性期用泻法，恢复期平补平泻，28 号毫针刺入留针 30 分钟，每隔 5 分钟进行一次补泻，每日或隔日 1 次，7～10 次为一疗程。

适应证：痛风性关节炎患者。

（二）穴位贴敷疗法

处方

药物：四黄散（黄芩、黄柏、大黄、栀子）。

方法：上药按1∶1∶1∶1比例加工为细末备用。治疗时取该药末50克，加入适量野菊花水煎液将其调成糊状，平摊在10厘米×10厘米的油纸上，敷于肿痛患处，并用绷带、胶布固定即可。每日换药1次，每次敷药时间不小于4小时，连续治疗4~7日。

适应证：痛风性关节炎，辨证为湿热内蕴证。

来源：宁波市中医院。

（三）熏洗疗法

处方

药物：防风、独活、当归、红花、白芷、延胡索、川芎、威灵仙、大黄、栀子、生地黄各等份。

方法：共同研成粉末，每包100克，装包备用。使用时将药粉放入盆内加入80℃水5000毫升，待自然冷却到45℃左右，将患肢放到药水中浸泡或用毛巾渗透药液敷洗，每次治疗15~20分钟，用药1包，早晚各1次，连续1周。

适应证：急性痛风性关节炎，辨证为湿热内蕴证。

（四）艾灸疗法

处方1

取穴：足三里、阳陵泉、三阴交、公孙、八风、太冲、阿是穴。

方法：取患侧穴位，用直径30毫米、长200毫米的艾条点燃后悬灸，艾火距穴位约35毫米，以局部潮红而又不产生灼痛为度，每穴灸10分钟，每日1次，30日为一疗程。

适应证：痛风性关节炎，稳定期或慢性期属气血亏虚证。

处方2

药物：百合、冰片。

取穴：阿是穴、双侧小肠俞、足三里、丰隆。

中医特色外治疗法

方法：百合与冰片按 10：1 的比例用饴糖制成 1.5 毫米厚的药饼；取温针艾条做灸炷。将药饼覆盖于穴位上，并把灸炷置于饼上燃烧，以不灼伤皮肤为度。每次 3 壮，2 日 1 次，10 次为一疗程。疗程间休息 1 周，共治疗 2 个疗程。

适应证：痛风性关节炎，稳定期或慢性期属气血亏虚证。

（五）耳穴压法

处方

取穴：神门、枕小神经点。

方法：每日选择一侧耳郭，均取相同穴位，用直径 8 毫米的胶布固定，嘱患者每日按压 3 次，每个穴位每次按压 2 分钟，力度以痛为度，不可重压以免皮肤破损。连续治疗 2 周为一疗程。

适应证：痛风性关节炎，辨证为湿热内蕴证。

（六）穴位注射疗法

处方 1

药物：复方当归注射液。

取穴：阴陵泉、血海。

方法：用 3% 碘酊常规皮肤消毒，再予 75% 乙醇脱碘，用一次性 2.5 毫升无菌注射器，抽取注射液，刺入穴位，回抽无血缓慢注入药液，每穴 1 毫升，注毕快速出针，局部用消毒棉球按压 2~3 分钟，以免出血及药液漏出，外敷创可贴。每日 1 次，2 周为一疗程。治疗 1 个疗程后评定疗效。

适应证：急性痛风性关节炎。

处方 2

药物：正清风痛宁药液。

取穴：外关、合谷、八邪、足三里、阳陵泉、昆仑、照海、八风、阿是穴。

方法：穴位局部常规消毒后，用 5 毫升注射器抽取药液，快速刺入穴位一定深度，以产生酸麻胀感为佳。回抽无血即可注药，每日 1 次，每次用药 100 毫克。每次选 2~4 穴，每穴注药约 0.5 毫升。10 次为一疗程，共治疗 3 个疗程。

适应证：急性痛风性关节炎。

（七）熏蒸疗法

处方 1

药物：湿热为主者取苍术、薏苡仁各 30 克，红花、牛膝、茯苓、艾叶、木瓜各 20 克，川乌、威灵仙各 15 克；痰浊为主者取苍术、生半夏、制天南星、艾叶各 20 克，红花 15 克，王不留行 40 克，大黄、海桐皮各 30 克，葱须 3 根。

方法：用熏蒸治疗仪熏患部，每日 1 次，7 天为一疗程。

适应证：痛风性关节炎，辨证为湿热及痰浊证。

处方 2

药物：独活 20 克，防风 15 克，细辛 10 克，川芎 20 克，桂皮 15 克，茴香 10 克，白胡椒 20 克，乳香 20 克，没药 20 克。

方法：熏蒸时将熏蒸方药装入纱布袋中，放入熏蒸治疗仪的药箱内煮沸，蒸汽温度设置在 55 ℃左右，淋洗的药液在 48 ℃左右时即可治疗。痛风性关节炎患者取坐位，将患肢伸入治疗仪器中，在熏蒸的同时间段喷出药液进行淋洗。每次治疗 30 分钟，每日 1 次，20 日为一疗程。

适应证：急性痛风性关节炎。

（八）灌肠疗法

处方

药物：生大黄 30 克，蒲公英 30 克，煅牡蛎 30 克，金钱草 30 克，山慈菇 15 克，威灵仙 30 克，车前子 15 克，当归 15 克，红花 10 克。

方法：先用离子水清洗整个结肠，包括升结肠、横结肠、降结肠、乙状结肠及直肠，直至没有粪块，通过机器的压力，将灌肠中药 1000 毫升灌进结肠。以上每次保留灌肠时间均为 2～3 小时，1 次/日，7 日为一疗程，疗程间休息 3～4 天，2 个疗程后观察疗效。

适应证：急性痛风性关节炎；高尿酸血症，辨证为湿浊瘀热证。

（九）汗腺排汗疗法

处方

方法：急性发病症状控制后，先饮水 1500 毫升，可承受的热水浸泡 30

分钟至出大汗，保暖休息 15～30 分钟，再饮水 1500 毫升，再次以可承受的热水浸泡 30 分钟至出大汗，每日 1 次，每周 3～5 次为一疗程。

适应证：痛风性关节炎；高尿酸血症，辨证为湿热瘀阻证。

参 考 文 献

[1] 汪正亮，董鸿智．针刺治疗痛风性关节炎 26 例［J］.西藏医药杂志，2010，31
    （4）：50－51.

[2] 陈廷生．中药外洗法治疗急性痛风性关节炎 128 例［J］.中医外治杂志，2008（5）：
    39－40.

[3] 刘敦玉，林勇，李光珍．艾灸治疗慢性痛风性关节炎的临床疗效观察［J］.内蒙古
    中医药，2017，36（21）：182－183.

[4] 顾煜，王伟明．隔百合冰片饼灸治疗痛风性关节炎临床观察［J］.上海中医药杂志，
    2008（4）：44－45.

[5] 于小中，洪定钢，王效柱．四妙散加味配合耳穴贴压治疗急性痛风性关节炎 32 例
    疗效观察［J］.甘肃中医学院学报，2013，30（3）：69－71.

[6] 刘志良，潘清洁．电针加穴位注射治疗急性痛风性关节炎疗效观察［J］.上海针灸
    杂志，2010，29（8）：525－526.

[7] 邹燃，张红星，张唐法，等．电针加穴位注射治疗急性痛风性关节炎疗效观察
    ［J］.中国针灸，2007（1）：15－17.

[8] 施财富．中药熏蒸治疗痛风性关节炎 42 例［J］.中医杂志，2005（3）：207－208.

[9] 崔莉．中药熏蒸对痛风性关节炎患者实施护理干预的疗效观察［J］.贵阳中医学院
    学报，2013，35（6）：199－201.

[10] 李晓霞，赵威．中药序贯灌肠治疗急性痛风性关节炎临床观察［J］.浙江中医药大
    学学报，2013，37（1）：56－58，61.

[11] 田康松．痛风性关节炎的汗腺排汗疗法的新研究［D］.苏州：苏州大学，2010.

十九、月经不调

【概述】月经不调，又称月经不规则，主要表现为女性的月经周期和月经出血量的不正常，同时伴有月经来临前和月经时出现的腹痛、乏力、头晕等不适症状，临床主要有月经先期、月经后期、月经先后无定期等。本病的病因主要是器质性病变、功能失常或其他生活习惯等。本文主要讨论内分泌失调引起者，如多囊卵巢综合征等。中医药积极治疗可以改善月经不调的症状，加速患者的康复，帮助其早日回归正常生活。

【病因病机】当机体受内部和外界各种因素，如精神紧张、营养不良、

代谢紊乱、慢性疾病、环境及气候骤变、饮食紊乱、过度劳动、酗酒及其他药物等影响时，可通过大脑皮层和中枢神经系统，引起下丘脑－垂体－卵巢轴功能调节或靶细胞效应异常，从而导致月经失调。而月经失调中有约50%由多囊卵巢综合征引起。

中医认为，月经先期多为血热内扰冲任致血海不宁，或气虚统摄无权或闭藏失职致冲任失固所致。月经过多多为气虚摄纳无权，冲任不能制约经血，或血热热伏冲任，迫血妄行导致的阴血流溢失常；月经后期多由机体营血不足，血海空虚，不能按时满溢而致；或肾精不足，无精化血，冲任不盈，血海届时不满；或先天肾气不足，血海不能按时施泄所致。

【临床表现】主要表现为不规则子宫出血、功能失调性子宫出血、闭经、绝经等。多囊卵巢综合征则主要表现为月经周期不规律、不孕、多毛和（或）痤疮，是最常见的女性内分泌疾病。

内分泌激素测定、抗缪勒管激素、胰岛素释放试验、超声等检查，对病情的严重情况及其并发症的评估有重要的作用。

【治法】

（一）针灸疗法

处方1

取穴：卵泡期取阴经腧穴，如血海、三阴交、太溪、照海、天枢；排卵期先针刺肝俞（龙虎交战法），后选用天枢、中极、子宫（优势卵泡侧）、三阴交、开四关（合谷、太冲）；黄体期，足三里、三阴交、太溪、关元、中极、大赫、脾俞、肾俞、命门、膏肓。

方法：涌泉、命门、膏肓均采用盒灸，足三里采用温针灸，余腧穴采用常规针刺，两组交替使用。

适应证：月经不调，辨证属气血亏虚，阳虚证。

处方2

取穴：八髎。

方法：常规消毒，手持一次性针灸针（0.30毫米×70毫米）进针，针刺得气后，留针30分钟。待针刺操作完成后，将艾绒平铺放置于温灸盒内，将其点燃，将灸盒放置在针刺穴位上，施以灸法，可根据患者耐受程度调整灸盒高度。

适应证：多囊卵巢综合征导致的月经不调属阳虚、气虚、血虚、痰湿体质者。

处方 3

取穴：以三阴交、归来、关元为主穴；虚寒者加灸命门、神阙；血热者加地机、行间；气郁者加期门、太冲；肾虚者加太溪、肾俞；血虚者加脾俞、血海；气虚加脾俞、足三里。

方法：使用毫针刺，待出现上行下窜、胀痛及酸麻感后留针，留针时间为 30 ~ 35 分钟，每日 1 次，每周 2 ~ 3 次，连续治疗 8 周。直刺三阴交 1.0 ~ 1.5 寸，直刺后捻转补泻或平补平泻；直刺归来 1.0 ~ 1.5 寸，直刺后捻转补泻或平补平泻；直刺关元 0.8 寸，直刺后捻转补泻及平补平泻。

适应证：月经不调。

(二) 穴位贴敷疗法

处方 1

药物：黄芪、熟地、茯苓各 100 克，附子、当归各 50 克，肉桂 30 克。

取穴：肾俞、内关、关元、足三里、手三里、气海、阴陵泉。

方法：上药研末，加适量生姜汁调成糊状，制成穴丸状，每次取 3 组穴位、贴敷 0.5 ~ 2 小时，每隔 7 ~ 10 日 1 次，4 ~ 6 次为一疗程。

适应证：月经不调，中医辨证阳虚、气虚、痰湿体质者。

来源：宁波市中医院治未病中心。

处方 2

药物：当归、川芎各 15 克，白芍、肉苁蓉、五灵脂、白芷、苍术、乌药、小茴香、陈皮、半夏各 9 克，柴胡 6 克，黄连、炒吴茱萸各 3 克。

方法：诸药混合碾为粗末，瓶贮备用。取药末适量加酒炒热，用白布袋子包裹，热熨脐孔及四周，熨后将药末敷在患者脐孔上，外以胶布固定，每日熨药 1 次，至月经来潮停药。

适应证：月经不调。

(三) 艾灸疗法

处方 1

取穴：主穴：血海、归来、三阴交；配穴：行间、太溪（经行先期），足三里、公孙（经行后期），命门、关元、太冲（经行先后不定期）。

方法：以上穴位每日施灸 2 次，每穴灸 5～10 壮。

适应证：月经不调，辨证为气虚、血虚、阳虚、痰湿体质者。

处方 2

取穴：关元、气海、足三里。

方法：先令患者仰卧，取黄豆粒大小艾炷灸上述穴位，以穴位局部皮肤潮红为度，每穴 5～10 壮。后令患者俯卧，灸脾俞 10～15 壮。

适应证：月经先期，适用于脾气虚弱证。

处方 3

取穴：关元、肾俞、太溪、三阴交、水泉。

方法：用雀啄灸或温和灸，以患者局部有温热感而无灼痛为度。关元、肾俞每穴 20 分钟左右，太溪、三阴交、水泉每穴灸 10～15 分钟即可。每日 2 次，连灸 3～5 天。

适应证：月经先后不定期之阳虚、痰湿体质者。

（四）耳穴疗法

处方 1

取穴：子宫、内分泌、内生殖器、脾、肝。

方法：耳穴用王不留行籽耳贴，王不留行籽贴压找出的双耳穴敏感点处，每日按压 3～4 次，每次 1～2 分钟，于月经周期第 5 日及贴耳穴后 1 周各贴 1 次耳穴。

适应证：经期延长。

处方 2

取穴：内分泌、内生殖器、交感、神门（单侧，双耳交替）。

方法：消毒穴位皮肤，用胶布贴压王不留行籽，嘱患者每日自行按压 3 次（早、中、晚），按压时使耳穴有酸胀疼痛感觉，强度以能耐受为度，每次约 5 分钟，双耳交替，10 日为一疗程，休息 1 日后进入下一疗程，共治疗 3 个疗程。

适应证：月经不调。

处方 3

取穴：主穴分两组，第 1 组取一侧的卵巢，第 2 组取另一侧的内分泌、子宫。两组同时取用，双侧耳穴交替使用。伴小腹疼痛者取神门、腹；伴胁痛乳胀者取胸。

方法：常规消毒后，选用 28 号 0.5 ~ 1.0 寸毫针斜刺诸穴，留针 20 分钟，留针期间捻转行针 2 ~ 3 次，捻转角度在 180° ~ 360°，频率为每秒 2 ~ 4 个往复，每次行针 5 ~ 10 秒。每日或隔日 1 次。于经前 5 日起治疗至经至。

适应证：月经先期。

处方 4

取穴：卵巢、子宫、屏间。

方法：单侧取穴，每次取 2 ~ 4 穴，常规消毒后，选用 28 号 0.5 ~ 1.0 寸毫针斜刺诸穴，留针 20 分钟，留针期间捻转行针 2 ~ 3 次，捻转角度在 180° ~ 360°，频率为每秒 2 ~ 4 个往复，每次行针 5 ~ 10 秒。每日或隔日 1 次。于月经周期第 17 日起治疗至经至。

适应证：月经后期。

（五）推拿疗法

处方 1

方法：摩法：患者取仰卧位，医者立于患者右侧，用右手掌按于患者的少腹部，缓慢柔和地顺时针摩腹 5 分钟。振荡法：接上式用振荡法均匀有力地作用于患者的少腹部 1 ~ 2 分钟。按揉法：按揉血海、阴陵泉、三阴交各 30 次，然后嘱患者取俯卧位，按揉肾俞、八髎等穴各 30 次。擦法：横擦骶椎 30 ~ 50 次。每个疗程均在月经来潮前 1 周进行。

适应证：月经后期。

处方 2

方法：

头面部：①斜向开天门（开天门为两拇指交替从眉心上推至前发际，其轨迹为一直线，而该流派的操作为从眉心斜向外上方推行）；②分运双柳（与分推坎宫相似，但手指所及恰在眉毛之上）并揉太阳；③三指摩颜面并点揉颊车。

颈部：①拿桥弓；②推摩颈筋；③点揉与扣拨缺盆。

胸腹部：①下推膻中；②推按剑下至胁肋；③拿脐胁；④分推腹阴阳；⑤点按腹正中线（任脉），力度轻→重→轻；⑥拿腹。

上肢：①扣拨腋下大筋；②拿揉推揉上臂；③扣拨肘筋；④推揉前臂；⑤搓摩手指；⑥拔伸手指。

下肢：①拿揉下肢；②踝关节摇法；③掰脚趾；④掌压脚背（跖屈位）并点"涌泉"。

腰背部：①拿肩井；②按揉推捋膀胱经；③黄氏捏脊法（腹泻上捏、便秘下捏）。

每日1次，5次为一疗程，患者每治疗3个疗程，中间间隔2天。

适应证：月经不调。

（六）拔罐疗法

处方

方法：患者取仰卧位，暴露全腹部，先在腹部涂以医用液状石蜡做润滑介质。医者取大号玻璃罐1个，用镊子夹住95%乙醇棉球，一手持罐，将棉球点燃后伸入罐内闪火即退出，速将罐扣于腹部任何一处，调整吸拔的力度至患者可以承受为度。首先顺时针沿脐周由内周至外周螺旋状走罐1次，后取下拔罐重复以上操作，反复3~4次。其次在小腹部与少腹部往返走罐，最后沿带脉循行进行往返走罐。隔日治疗1次，3次为一疗程，每疗程间隔2~3天。

适应证：月经后期，排除性腺内分泌检查显示有功能失调者、生殖器炎症引起的月经后期、子宫肌瘤等生殖器官器质性病变引起的月经后期，辨证属痰湿体质者。

（七）中药热奄包疗法

处方

药物：艾叶10克，红花10克，花椒10克，肉桂10克，制附片10克。

方法：诸药混合碾为细粉，加适量温水调成膏状，敷于下腹，盖住子宫、关元，加红外线灯照射20~30分钟加热。敷药前需在腹部皮肤垫一层纱布防止药物刺激皮肤，敷药完毕后需在药膏表面加盖纱布防止药物挥发过快。

适应证：月经不调，辨证为阳虚型，经期慎用。

来源：宁波市中医院治未病中心。

参 考 文 献

[1] 吴节，杨丽洁，陈雅洁，等．针灸人工周期疗法治疗月经不调临床应用初探［J］．中国针灸，2015，35（3）：287-289.

［2］钟昊，张正. 针灸八髎穴联合达英－35 治疗多囊卵巢综合征所致月经不调的临床疗效观察［J］. 天津中医药大学学报，2019，38（6）：562－566.

［3］石艳阁. 中医针灸治疗月经不调的临床应用效果研究［J］. 中西医结合研究，2016，8（6）：307－308.

［4］谭支绍. 中医药物贴脐疗法［M］. 南宁：广西科学技术出版社，2005.

［5］郭燕，吴瑕，程艳婷. 实用中医外治疗法［M］. 郑州：中原农民出版社，2004.

［6］欧阳霞，罗志娟. 中药方合耳穴疗法治疗子宫瘢痕憩室致经期延长 35 例临床观察［J］. 湖南中医杂志，2016，32（6）：64－66.

［7］金亚蓓，刘芳，金慧芳，等. 耳穴贴压治疗围绝经期月经失调患者 126 例临床观察［J］. 中医杂志，2011，52（16）：1387－1389.

［8］张广宁. 推拿治疗月经后期症［J］. 按摩与导引，2002，18（5）：52.

［9］刘元华，廖品东，张戈，等. 黄氏按摩治疗月经不调临床疗效分析［J］. 山东中医药大学学报，2010，34（2）：129－130.

［10］魏娜. 腹部走罐治疗月经后期 40 例［J］. 上海针灸杂志，2011，30（7）：480.

二十、亚健康状态阳虚证

【概述】阳虚是由于阳气不足，失去温煦而出现以畏寒怕冷、手足不温、喜热饮食、精神不振、舌淡胖嫩、脉沉迟等虚寒表现为主要特征的一种状态。阳虚体质属于疾病或非疾病状态下的一种病理体质状态，但对某些外邪具有易感性，对某些疾病的传变也具有倾向性。

【病因病机】阳虚体质是一种基本的中医体质类型，是在先天遗传和后天获得的基础上形成的一种客观存在的生命现象。因先天遗传、年老体弱、饮食生冷、起居潮湿寒冷、疾病及药物等多种因素的影响，出现机体的阳气受损，导致阳气对机体的温煦、推动能力减弱，形成阳虚体质。

【临床表现】形体多白胖，肌肉不健壮。畏冷，手足不温，喜热饮食，精神不振，睡眠偏多，面色柔白，毛发易落，大便溏薄，小便清长。性格多沉静内向，舌淡胖嫩、边有齿痕、苔润，脉象沉迟而弱。

【治法】

（一）针刺疗法

处方

取穴：以脐窝的外侧缘旁 0.5 寸作一圆环，环线上均是穴位，称脐内穴环。以钟表位，以脐中央（神阙穴）为钟表的中心，分别在 12 时、1.5 时、

3时、4.5时、6时、7.5时、9时、10.5时等八个点上取穴，称脐内环八穴。

方法：治疗者取仰卧位，充分暴露脐部穴位。脐窝部及局部皮肤常规消毒，对脐窝较深及污垢较多的患者，可先清理污垢，再行消毒。以脐为中心，向外呈10°角放射状平刺，进针深度约为0.8寸；进针后直接留针30分钟。每3日针灸1次，1个月为一疗程。

注意事项：进针深度不宜过深，以免刺伤腑内脏器，出现意外。进针后无须施行提插捻转等行针手法，以免引起酸胀疼痛等不适。有出血倾向者、情绪紧张不能配合者、过度饥饿者等应慎针刺或禁刺。

适应证：阳虚体质者。

（二）艾灸疗法

处方：火龙灸。

取穴：督脉及膀胱经。

方法：患者取合适体位，充分暴露施灸部位，以温补脾肾的处方药酒引热，用干毛巾覆盖，起到透热保暖及安全防护的作用。将一条温热的湿毛巾覆盖在干毛巾上，毛巾以不滴水为度，防火。备艾绒，艾绒提前放入自制模具以成型，备3条，待取用。放艾绒，循双侧膀胱经及督脉放置准备好的艾绒，3条艾绒中间用艾绒连接。95%酒精均匀地喷洒于艾绒表面助燃，点燃酒精和艾绒，使燃烧的热力携带艾绒的纯阳药性及药酒的温阳散寒之效透达背部经穴。随时询问患者感受，当患者感觉温热时，通知护士灭火，护士将湿毛巾覆盖于艾绒上灭火。温度切忌过高。待患者感觉背部热度下降后，再重新摆放点燃，重复3~5次。治疗结束后取下覆盖的材料，用干毛巾擦拭背部的汗珠并覆盖衣物。每3日治疗1次，10次为一疗程。

注意事项：①滴洒酒精要均匀且不能溅到皮肤和衣服上。②施灸期间须专人看护，以防烫伤，注意保暖，治疗过程中密切观察患者病情及耐热情况，因个人耐受存在差异性，施灸过程中要询问就诊者的感受，感觉局部过热时，施术者可以提起毛巾离开皮肤，待温度适宜后再放下继续进行。③施灸后局部皮肤出现微红灼热或着色，属正常现象，数日后可自行消退。如出现小水疱，无须处理，可自行吸收，如水疱较大，消毒局部皮肤后，用注射器吸出液体，覆盖消毒敷料。

适应证：虚寒性疾病或寒湿所致疼痛，如腰背酸痛、肩颈痛、膝关节痛、痛经及风湿类疾病；脾胃虚寒所致消化不良、腹泻等。

中医特色外治疗法

禁忌证：有出血史或出血倾向、严重心肾功能不全、有相关药物过敏史、妊娠、月经期、糖尿病患者神经病变对热感感受欠佳者。

来源：宁波市中医院中医治疗室。

（三）穴位贴敷疗法

处方1

药物：由芥子、甘遂、细辛、延胡索4种药物按3∶2∶2∶3比例制成。

取穴：神阙、关元、气海、命门、肾俞、足三里。

方法：每次贴敷0.5~2小时，最多不超过4小时，每隔7~10天1次，共贴敷4次。

适应证：阳虚体质者。

来源：宁波市中医院治未病中心。

处方2

药物：由芥子、甘遂、细辛、延胡索4种药物按3∶2∶2∶3比例制成。

取穴：天枢、气海、中脘、关元、脾俞、命门、足三里。

方法：每次贴敷0.5~2小时，最多不超过4小时，每隔7~10天1次，共贴敷4次。

适应证：阳虚体质泄泻或大便软者。

来源：宁波市中医院治未病中心。

（四）足浴疗法

处方

药物：当归1份，鸡血藤1.5份，细辛0.5份，川芎1份，干姜1.5份，艾叶1.5份等碾粉。

方法：先将粉用布袋包好，用开水泡化，再用适量的温水加至能浸没下肢，浸泡的时间为30分钟最佳，凉了再加温水。

适应证：阳虚体质者。

来源：宁波市中医院治未病中心。

参 考 文 献

[1] 李美康，李婕，曾家耀，等. 针刺壮医脐环穴调理阳虚体质的效果分析［J］. 广西医学，2013，35（10）：1343－1345.

二十一、失眠

【概述】失眠是指尽管有合适的睡眠机会和睡眠环境，依然对睡眠时间和（或）质量感到不满足，主要表现为睡眠时间、深度的不足，轻者入睡困难，或寐而不酣，时寐时醒，或醒后不能再寐，重则彻夜不寐，常影响人们的正常工作、生活、学习和健康。

【病因病机】人之寤寐，由心神控制，而营卫营养的正常运作是保证心神调节寤寐的基础。饮食不节、情志失常、劳倦、思虑过度及病后、年迈体虚等导致心神不安，神不守舍，不能由动转静而致不寐。其病机总属阳盛阴衰，阴阳失交。一为阴虚不能纳阳，一为阳盛不得入于阴。

【临床表现】主要症状表现为入睡困难（入睡潜伏期超过 30 分钟）、睡眠维持障碍（整夜觉醒次数≥2 次）、早醒、睡眠质量下降和总睡眠时间减少（通常少于 6.5 小时），同时伴有日间功能障碍，包括疲劳、情绪低落或激惹、躯体不适、认知障碍等。

【治法】

（一）针刺疗法

处方 1

取穴：主穴取安眠、内关、合谷、足三里、三阴交；均用平补平泻法，其中内关透刺外关。配穴取太溪、太冲、风池、阳陵泉、脾俞、中脘等；其中脾俞用补法，中脘用泻法，其余用平补平泻法。心脾两虚型加心俞、脾俞、神门；阴虚火旺型加太溪、太冲、肾俞、风池、肝俞、阳陵泉；痰热内扰型加中脘、内庭；肝郁化火型加行间、神门；心胆气虚型加心俞、胆俞、神门；如有头痛、头晕者加百会、太阳、印堂；有记忆力减退者加四神聪、百会。

方法：遵循虚则补之、实则泻之的治疗方法，对各穴进行适当的补泻，一般留针 30 分钟左右。7 日为一疗程。

适应证：失眠。

处方 2

取穴：神门、复溜、太溪、水泉、大钟、照海、太冲、腕骨。

方法：针刺五腧穴治疗，复溜、太溪、水泉、大钟、照海行补法，太冲、神门、腕骨行泻法。留针 30 分钟，隔日 1 次，共治疗 2 个月（治疗第

5 周时中断治疗，休息 1 周）。

适应证：失眠。

（二）穴位贴敷疗法

处方

取穴：涌泉穴。

方法：①定位取穴：正坐或仰卧位，在足底部凹陷处，约足第 2、第 3 趾趾缝纹头端与足跟连线的前 1/3 与后 2/3 交点处。②药物制作方法：穴位贴敷药物组成：吴茱萸研末后备用，每次取 2 克药末调白醋置于 2 厘米 × 2 厘米敷贴内圈中，每晚 8 点贴敷，次日晨 8 点取下，治疗 3 天为一疗程。

适应证：肝肾亏虚型的失眠患者。

来源：宁波市中医院中医治疗室。

（三）耳穴疗法

取穴：神门、皮质下、枕、交感、心、肝、脾、肾、胆、胃。

方法：确定穴位耳郭常规消毒，左手固定耳郭，右手用镊子夹取耳穴压丸贴片，对准穴位紧贴压其上，并轻轻揉按 1~2 分钟。每次以贴压 5~7 穴为宜，每日按压 3~5 次，隔 3~7 天换 1 次，两耳交替贴用。按压手法：补、泻、平补平泻，每日按压耳穴 3~5 次，每穴每次按压 5~10 次。

适应证：失眠。

来源：宁波市中医院中医治疗室。

（四）艾灸疗法

处方

电子灸法：电子灸实现了智能操作、控温控时、无烟无火、定向导入、多穴同灸等功能，完全具备传统艾壮灸、艾条灸的功能。

取穴：主穴固定为心俞，配穴随证加减。据失眠中医辨证，心脾两虚型配足三里、脾俞；阴虚火旺型配太溪、涌泉；肝郁化火型配太冲、太溪；痰热内扰型配丰隆、阴陵泉。

方法：将艾灸片固定于加热探头上并固定于穴位，根据患者对热的耐受度调节温度，一般为 45 ℃，时间 30 分钟，一周 2~3 次，3 周为一疗程。

适应证：失眠。

来源：宁波市中医院中医治疗室。

（五）足浴疗法

处方1

药物：郁金3份，川芎3份，制香附3份，夜交藤9份，当归3份，白芍3份，琥珀粉6份。

方法：上述药物碾粉，将粉用布袋包好，用开水泡化，再用适量的温水加至能浸没下肢，温度以45~50 ℃为宜（根据个人体质或耐受程度有所调整），浸泡的时间为30分钟，水凉适当加入温水。

适应证：阳虚失眠。

来源：宁波市中医院治未病中心。

处方2

药物：独活3份，桑寄生3份，生地3份，生白芍3份，黄连1份，焦栀子2份，乳香2份。

方法：上述药物碾粉，将粉用布袋包好，用开水泡化，再用适量的温水加至能浸没下肢，温度以45~50 ℃为宜（根据个人体质或耐受程度有所调整），浸泡的时间为30分钟，水凉适当加入温水。

适应证：阴虚失眠。

来源：宁波市中医院治未病中心。

（六）中药药枕疗法

处方

药物：夜交藤150克，合欢花100克，柏子仁100克，珍珠母150克，五味子100克，丹参100克，菊花100克，香附100克，竹茹100克，灵磁石150克，灯心草100克，琥珀65克。

方法：中药饮片共研粗粉（灯心草、菊花可不研粉），装入布制的枕芯中，布袋尺寸30厘米×18厘米，每晚睡前置于患者枕部，每次6小时以上。

适应证：失眠患者，中医辨证为心肾不交者。

来源：黔西南州中医院内分泌科。

(七) 刮痧疗法

处方：头面部刮痧 + 辨证取穴

方法：全头部刮痧采用四神延刮法、颞部刮法、维风双带刮法和项丛刮法，面部刮痧前应先面部皮肤清洁，卸掉妆容，然后用温水浸湿毛巾后热敷脸部，涂刮痧乳于面部，在寒冷的冬季，先将刮痧板浸泡加温，使刮痧板的温度接近体温。手持刮痧板，以刮痧板边缘接触皮肤，刮拭的方向倾斜，角度小于 15°，均匀缓慢地刮拭，每次刮拭的速度控制在平静状态下一呼一吸 2~3 下，按压力度渗透皮肤下。步骤如下：垂直按揉法按揉睛明穴，从睛明穴沿上眼眶骨缘向外经肝经处刮至外眼角瞳子髎，并按揉瞳子髎，再用同法刮拭下眼眶区。然后刮拭上面颊区，从按揉上迎香穴经承泣穴、四白穴至太阳穴，点揉太阳穴，再刮拭下面颊区，用平刮法从迎香穴沿颧骨内下经颧髎穴向上刮拭，用刮痧板角按揉听宫穴。刮口周上、下区，分别是从人中穴、承浆穴向口角刮拭，再从承浆穴经地仓穴、大迎穴刮至颊车穴。其次为鼻区，从鼻中、鼻侧两区，从上到下刮拭，最后刮拭下颌区，从下颌中间上至承浆穴，下至廉泉穴，外至下颌角。辨证取穴：痰热扰心加刮神门穴、丰隆穴和足三里穴；阴虚火旺者加刮神门穴、太溪穴和三阴交穴；肝火扰心者加刮神门穴、肝俞穴和太冲穴；刮痧时间为 20 分钟。一周 1~2 次，3 周为一疗程。

适应证：失眠。

来源：宁波市中医院中医治疗室。

(八) 推拿疗法

处方 1

方法：第一步：开天门（推攒竹）：两拇指以"一指禅"自下而上交替直推，由眉心按揉至百会（两眉中间至前百会成一直线），3 分钟/次。经穴：眉心、天心、天鹰、囟门、眉冲（入发际 0.5 寸）、前顶、百会。第二步：推坎宫：双手大鱼际及拇指自印堂沿眉向眉梢成一横线做分推至太阳穴，又称推印堂，2 分钟/次。第三步：揉太阳：以蝴蝶飞手法用拇指指端揉按太阳穴，2 分钟/次。第四步：按百会：拇指按或揉法按揉百会穴，2 分钟/次。第五步：压安眠：以中指指端安眠穴处做按压，2 分钟/次。第六步：勾风池：以中指指端勾风池穴，2 分钟/次。第七步：按承浆勾廉泉：

双手中指由安眠穴顺势勾至下颌廉泉穴，以中指指端勾按；以一侧食指固定下颌，拇指按压承浆穴，2分钟/次。1周1次，10次为一疗程。

适应证：失眠。

来源：宁波市中医院中医治疗室。

处方2

方法：①弹拨点按法：患者取坐位，术者位于患者背后，先予弹拨、点按手法施治于颈肩部的软组织，重点是 C_1、C_2、C_3、横突和风池、风府及肌张力高处，以酸胀为度，时间约为10分钟。②侧扳法：颈段棘突有偏歪者，以颈棘突左偏为例。左手拇指抵按住偏歪的棘突向右推，另一手五指分开置于患者头部右侧颞部，并逐渐用力将头扳向左侧，当头扳向左侧约40°时，以左手拇指为支点，方向相反进行被动侧扳复位，此时可听到一清脆"咔咯"声和手下棘突的移动感，证明手法成功，但不可强求此声响。侧扳手法3~4日重复1次。分型：①心脾两虚型：用一指禅按揉神门、天枢、足三里、三阴交，每穴1~2分钟；擦背部督脉，以透热为度。②心肾不交型：推桥弓，左右各20次；擦两侧涌泉穴，以透热为度。③痰热扰心型：用一指禅按揉神门、内关、丰隆、足三里，每穴1~2分钟；横擦脾俞、胃俞、八髎，以透热为度。④心肝火旺型：用一指禅按揉肝俞、胆俞、期门、章门、太冲，每穴1~2分钟；搓两胁，约1分钟。

适应证：颈椎不适引起的失眠。

处方3

取穴：肩井、涌泉。

方法：在早上8点~12点对患者施以"旦助阳"推拿法的操作，患者取仰卧位，医者用一指禅推法、点、按、拿、揉等手法轻柔刺激双侧肩井穴20分钟。要求手法力度轻柔，以达到温补、提升人体阳气的功效。在晚上8点~12点对患者施以"暮益阴"推拿法的操作，患者取仰卧位，医者用点、按、揉、震颤等手法刺激患者两涌泉穴20分钟。要求刺激力度要大，让患者感受到酸、麻、胀、痛等感觉，以患者最大忍受度为限，以达到镇静安神的作用。每次操作40分钟，每日操作1次，7次为一疗程。

适应证：失眠。

（九）平衡火罐疗法

处方

方法：①评估病情，准备用物。②选定穴位。③按闪罐（将罐吸拔在应拔部位后随即用腕力取下，反复操作至皮肤潮红时为止的拔罐方法）、揉罐（闪罐至火罐温热时，将火罐沿督脉及膀胱经走向揉背部3次）、走罐（用右手握住罐底，稍倾斜，在罐口后半边着力，前半边略提起，循着上、下、左、右方向推移，至走罐部位的皮肤红润、充血或出现瘀血斑）、抖罐（沿背部两侧膀胱经，垂直经络方向快速抖罐，从上到下，从左到右，3个来回）、留罐（所有手法完成，将润滑油擦干净，留罐5分钟，检查吸附力）、起罐（一手夹持罐体，另一手拇指按压罐口皮肤，待空气进入罐内，即可顺利起罐，起罐时勿强拉，以免损伤皮肤）的顺序操作。④根据罐印颜色进行分析，4次为一疗程（每周治疗4次，或根据个人体质罐印消退情况），连续治疗2个疗效。

适应证：失眠。

来源：宁波市中医院中医治疗室。

（十）揿针治疗

处方

取穴：主穴固定为心俞，根据失眠中医辨证类型，配穴随证加减。心脾两虚型配足三里、脾俞；阴虚火旺型配太溪、三阴交；肝郁化火型配太冲、太溪；痰热内扰型配丰隆、阴陵泉。

方法：患者取坐位，在选取穴位处进行局部皮肤消毒后，撕开包装纸，拆下密封纸，将塑料容器向后屈折，用镊子夹紧其中一半剥离纸和胶布，将其一并从另一半剥留纸分开，并从塑料容器中取出，将针尖对准穴位，按压附扎好，然后除去剥离纸，将胶布压好确保黏附稳妥。选用直径0.2毫米、长度0.9毫米的针具，留针时间为1~2天，取针时用镊子夹住胶布向外拉出。每周更换针具2次，一周2次，3周为一疗程。

适应证：失眠。

来源：宁波市中医院中医治疗室。

（十一）音乐疗法

处方1

音乐：中医五行音乐疗法辅助睡眠，采用中医五音之宫调，选择的曲子主要有《悠然四君子》《秋湖月夜》《鸟投林》《闲居吟》《月儿高》《马兰开花》《良宵》《二泉映月》等。

方法：病房环境光线柔和，采用多功能音疗机，患者自备立体声耳机，每日2～3次，每次30分钟，音量控制在40～60分贝（根据患者情况需要还可更低些）。10天为一疗程，持续3个疗程。

适应证：失眠。

处方2

音乐：遵照五脏、五行与五音（角、徵、宫、商、羽）调式特性的相互关系，根据患者的情况辨证选乐，心脾两虚型患者以"宫调""徵调"为主，选曲《春江花月夜》《梅花三弄》《高山》；肝阳上亢型患者以"商调""角调"为主，选曲《江南丝竹乐》《渔歌》；肾阴亏虚证患者给予"羽调""商调"为主，可选《梁祝》《白雪》；痰热扰心证患者给予"宫调""商调"为主，选曲《春江花月夜》《梅花三弄》《高山》等。

方法：曲目来源于《中国传统五行音乐》（正调式），施乐时保持病房环境整洁，光线柔和，音乐音量控制在40～50分贝，每次施乐30分钟，连续4周。

适应证：老年高血压失眠患者。

参 考 文 献

[1] 刘九环. 针刺治疗60例失眠患者的疗效观察 [J]. 中国医药指南，2013，11（26）：241－242.

[2] 薛文雄，张金媛，葛玲玲. 针刺五腧穴对老年神经性失眠睡眠质量的影响 [J]. 中国老年学杂志，2017，37（21）：5390－5391.

[3] 彭文琦，黄锦军，何贤芬，等. 辨证推拿治疗颈型失眠60例 [J]. 中医外治杂志，2010，19（2）：42－43.

[4] 郑艳华，向亚君，周天秀，等. "旦助阳，暮益阴"推拿法干预原发性失眠症的探索性研究 [J]. 中医外治杂志，2015，24（1）：30－31.

[5] 冯淑娟，艾亚婷. 中医五行音乐之宫调对失眠患者的影响 [J]. 湖北中医杂志，

2013，35（7）：30－31.

［6］缪小红．八段锦联合五行音乐疗法在老年高血压失眠患者中的应用效果［J］.中医临床研究，2018，10（31）：136－138.

二十二、功能性便秘

【概述】功能性便秘是当今社会一种较为常见的顽固性肠道疾病，以老年及中年妇女较为多见。随着经济的高速发展，职场竞争日益激烈，加上不合理的饮食结构，功能性便秘在青年人中的发病率逐渐增高。虽然便秘并非是一种独立的疾病，但其对人体健康危害较大，尤其对患有心脑血管疾病的患者，极易导致猝死或病情恶化。

本病属于祖国医学"便秘"的范畴，在中医古籍中称之为"脾约""阳结""阴结""大便难""不利""不更衣"。目前药物治疗便秘虽显效较快，但普遍存在着不同程度的依赖性及不良反应。中医外治疗法在治疗本病中具有简便易行、疗效持久巩固，毒副作用少、费用相对低廉等特点。

【病因病机】功能性便秘的病因各异，现代医学将其分为慢传输型便秘、出口梗阻型便秘、混合型便秘3种。其发病机制一般认为与结肠动力相关。结肠的运动张力降低，肠内容物停滞时间过长，水分过度吸收造成粪便过硬从而排便困难。

中医认为其病机主要是热结、气滞、寒凝、气血阴阳亏虚等引起的大肠传导失常，病位在大肠，与肺、脾、胃、肝、肾等脏腑功能失调有关。

【临床表现】主要为排便次数减少、粪便干硬和（或）排便困难。排便次数减少指每周排便少于3次。排便困难包括排便费力、排出困难、排便不尽感、排便费时及需手法辅助排便。

【治法】

（一）针刺疗法

处方1

取穴：双侧天枢、大肠俞、支沟、上巨虚和足三里主穴，热秘加太冲、曲池，气秘加中脘、阳陵泉，冷秘加神阙、关元，虚秘加脾俞、气海。

方法：所有穴位均直刺，捻转进针，得气后接电针，取低频、疏密波，输出电流强度以患者耐受为度，留针30分钟。

适应证：分型属慢传输型便秘者。

处方 2

取穴：长强、次髎、中髎、白环俞。

方法：所有穴位均直刺，捻转进针，得气后接电针，取低频、疏密波，输出电流强度以患者耐受为度，留针 30 分钟。

适应证：分型属出口梗阻便秘者。

慢传输型便秘为针刺疗法的优势类型。针对慢传输型便秘，针刺不仅可以有效改善便秘症状，还可以改善患者心理不适，具有较好的远期治疗效应，其机制与改善结肠动力、肠道神经系统功能及神经递质分泌等病理环节密切相关，选穴规律为选取结肠所在体表投射部位穴位。针对出口梗阻型便秘，针刺结合生物反馈疗法优于单纯采用生物反馈治疗，具有疗程短、起效快的优势，其机制与改善盆底表面肌电和肛管直肠压力有关，选穴规律为选取盆底部位穴位。

（二）穴位贴敷疗法

处方 1

药物：大黄 30 克，肉苁蓉 15 克，火麻仁 30 克，细辛 10 克，丁香 30 克，干姜 10 克。气虚型加黄芪 30 克，血虚型加当归 20 克。

方法：上药按比例配比，研末，加麻油调成膏状，贴于脐部神阙穴，外以纱布覆盖，胶布固定。每日贴 1 次，每次 20 分钟，15 日为一疗程。

适应证：辨证属阳虚便秘患者。

处方 2

药物：生大黄 10 克，厚朴 20 克，生枳壳 10 克，生白芍 20 克，决明子 30 克，生白术 20 克，莱菔子 50 克。

方法：上药按比例配比，研末，以适量凡士林油制膏，贴于脐部神阙穴，外以纱布覆盖，胶布固定。每日贴 1 次，每次 20 分钟，15 日为一疗程。

适应证：辨证属热秘者。

处方 3

药物：沉香 10 克，生白术 30 克，莱菔子 30 克，生枳壳 15 克，槟榔 15 克，乌药 10 克。

方法：上药按比例配比，研末，加麻油调成膏状，贴于脐部神阙穴，外以纱布覆盖，胶布固定。每日贴1次，每次20分钟，15日为一疗程。

适应证：辨证属气秘患者。

（三）耳穴疗法

处方

取穴：主穴取大肠、便秘点、直肠下段、脾。热秘加耳尖、肾上腺；气秘加肝、交感；虚秘加肾、小肠、脾；冷秘加肾、肾上腺。

方法：耳郭局部75%乙醇消毒后，取王不留行籽用0.5厘米×0.5厘米胶布固定在耳穴处，拇指与食指相对适度按压，晨起、午休、晚睡前各按压1次，每穴按压3分钟，以酸胀为度。

适应证：各种中医证候的便秘患者辅助治疗。

（四）推拿按摩疗法

处方1

方法：患者取仰卧位，腹部放松，操作人员双手成拱手状，手掌掌根置于患者腹部，腕关节缓慢回绕，以中脘穴为中心进行逆时针揉动，频率约每分钟30次，每次5分钟，并斜摩患者腹部（上腹、中腹、下腹）数次、横摩患者腹部数次；双手呈拱状，掌根着力，从患者腹部左侧至右侧呈弧状推动，后指面着力，向左侧呈弧形带回，反复数次，左右食指掌指关节按压患者气海、天枢、章门等穴位，右手掌小鱼际部重叠在左手食指掌指关节，根据患者的呼吸频次微用力下按，持续2分钟后上提，依次再按摩患者右上腹、左上腹、左下腹、脐下，频率宜缓，每次2分钟，重复进行。所有步骤手掌不能离开腹部皮肤，要在皮下做运行轨迹，操作频率轻重根据患者实际情况调整，以能使皮肤深层透热而不擦伤皮肤为度。疗程为每日1次，每次30分钟，7次为一疗程，可持续治疗1个月。

适应证：排便时间长、间隔时间大于72小时，排便困难，大便干结呈羊屎或团块状等。

禁忌证：存在消化道肿瘤者、存在肠道器质性疾病者、肛门畸形者。

来源：宁波市中医院中医治疗室。

处方2

方法：于腹部推拿，先沿小肠–升结肠–横结肠–降结肠走向推按，然后用指腹分别点按脐周，再以一指禅推法自中脘穴至天枢、气海、关元穴推按，再平放于腹中线上分推腹阴阳，最后叩击患者腹部，每次推拿 20 分钟，每日 1 次。

适应证：各种中医证候的便秘患者辅助治疗。

处方 3

方法：先用掌揉法从升结肠开始顺肠管沿横结肠、降结肠、乙状结肠进行按摩，然后顺时针方向摩腹，再拨揉中脘、天枢、大横、归来、丰隆等穴位，最后按揉、滚脊柱两侧肝俞、脾俞至八髎穴。

适应证：各种中医证候的便秘患者辅助治疗。

（五）灌肠疗法

处方 1

药物：枳实 10 克，木香 12 克，香附 9 克，槟榔 10 克，大黄 10 克，乌药 6 克，沉香 6 克，桃仁 10 克，红花 10 克。根据患者情况药量上下浮动 10%～20%。

方法：上药加水 500 毫升，浸泡 30 分钟，煎煮取汁约 100 毫升。嘱患者左侧卧位屈膝，解尽小便，将臀部垫高 10 厘米，臀部抬高约 30°，将冷却至 38 ℃左右的药液倒入输液瓶，连接输液器及导管，将药液灌入肛内 25 厘米左右，将药液灌入后保留约 30 分钟，感觉便意时排便及排出药物。注意操作要柔和，勿伤及肠道黏膜。

适应证：辨证属气滞血瘀型。

处方 2

药物：生黄芪 20 克，生白术 15 克，陈皮 6 克，青皮 9 克，肉苁蓉 20 克，生枳壳 15 克，生白芍 15 克，制何首乌 10 克，桃仁 10 克，鸡内金 10 克。

方法：上药加水 500 毫升，浸泡 30 分钟，煎煮取汁约 100 毫升。嘱患者左侧卧位屈膝，解尽小便，将臀部垫高 10 厘米，臀部抬高约 30°，将冷却至 38 ℃左右的药液倒入输液瓶，连接输液器及导管，将药液灌入肛内 25 厘米左右，将药液灌入后保留约 30 分钟，感觉便意时排便及排出药物。注意操作要柔和，勿伤及肠道黏膜。

适应证：慢传输性便秘，辨证属脾气不足型。

处方 3

药物：柴胡 10 克，生白芍 20 克，瓜蒌仁 20 克，火麻仁 20 克，肉苁蓉

20 克，当归、枳实、牛膝、槟榔、决明子、厚朴、莱菔子、杏仁、桃仁各 15 克。

方法：上药加水 500 毫升，浸泡 30 分钟，煎煮取汁约 300 毫升。每晚睡前，嘱患者排空二便，静卧 15 分钟。灌肠时患者取左侧卧位，将连接肛门与灌肠仪的导管用液状石蜡润滑后插入肛内 10～15 厘米以上，先注入适当的空气使结肠肠腔扩开，然后将 300 毫升药液注入灌肠仪中，工作流量设为 15 毫升/秒，工作温度调为 39 ℃，启动电源后将药液缓慢推入患者肠内，推注完毕再注入适量的空气，使药液均匀分布于全结肠，患者先行左侧卧位，然后仰卧，再右侧卧位各 10 分钟，每日 1 次。灌药的同时在腹部沿结肠的逆行方向从左向右按压，使药液尽量到达回盲部，必要时使用腹部 B 超了解药液是否到达横结肠和升结肠。

适应证：辨证属肝脾失调、肠燥精亏型便秘。

（六）熏蒸疗法

处方 1

药物：艾叶 20 克，干姜 10 克，桂枝 10 克，厚朴 15 克，苍术 10 克，台乌 10 克，枳壳 10 克，木香 10 克。

方法：上述中药打成粉末后用隔渣药袋放入熏蒸仪的加热容器中，再加入 1000 毫升的清水。启动电源加热药液产生蒸汽，调节温度距腹部距离 15～20 厘米，熏蒸，温度设置在 40 ℃左右，对患者腹部进行熏蒸治疗，30 毫升/次，每日 1 次，3 周为 1 个疗程。

适应证：辨证属阳虚便秘者。

注意事项：治疗期间专人观察护理，根据患者皮肤对药液蒸汽的耐受力及腹部的距离及蒸汽的流量，避免发生热灼伤，治疗结束后及时用干毛巾擦干患处的水蒸气，患者若出汗较多，须注意观察患者面色，询问有无头晕、心慌、乏力等虚脱症状，若有立即停止熏蒸，协助患者躺下并对症处理。熏蒸过程中应注意控制温度，防止烫伤。

处方 2

药物：皂荚子。

方法：将 1 包（每包 10 克）皂荚子粉放入中药熏蒸仪中，加热水入熏蒸仪内。接通电源，待熏蒸仪有蒸汽冒出，开始进行熏蒸。患者取下各种首饰、饰物，更换一次性衣服。取平卧位，调节熏蒸温度为 30～35 ℃，设置熏蒸时间为 30 分钟，调节室温；记录血压、心率、呼吸；熏蒸完毕，用毛巾抹干皮肤，更换衣服。每日 1 次，6 次为一疗程。

注意事项：熏蒸过程中，注意观察患者反应及感觉，若有不适应立即停止治疗。

（七）拔罐疗法

处方

取穴：水道、腹结、大横、天枢、神阙、大肠俞。

方法：患者先取仰卧位，双下肢伸直，选用中号或大号玻璃火罐，采用闪罐法依次拔上述诸穴，拔罐顺序按顺时针方向，右水道—右腹结—右大横—右天枢—神阙—左天枢—左大横—左腹结—左水道。每穴闪罐 10～15 次，留罐半分钟左右，以局部皮肤潮红为度。然后令患者俯卧，大肠俞拔罐 15 分钟。每日治疗 1 次，10 次为一疗程。

体会：本法所选腧穴位于腹腰部，有调理胃肠功能的特点，操作手法要轻快自然，拔罐顺序按结肠的走行方向。对于腹部不太松软的患者，可以配合走罐，只需在罐口涂少许凡士林油膏，按照上述顺序操作即可。

适应证：各种中医证候的便秘患者辅助治疗。

（八）艾灸疗法

处方

取穴：天枢，支沟，足三里。

方法：每次灸 3～5 分钟，每日 2 次。10 日为一疗程。注意艾灸与皮肤的距离，勿灼伤皮肤。

适应证：辨证属阳虚型便秘。

（九）运动疗法

缺少运动的患者肠道蠕动功能减弱而致大便延迟到达直肠，与此同时和排便有关的肌肉易产生失用性萎缩，进一步导致便秘的加重。

八段锦作为具有传统中医特色的健身运动，强调调形、调息和调心，研究证实，练习八段锦能改善便秘症状、调节肠道菌群、增进食欲。研究同时发现练习八段锦对老年人肠道菌群的生长、分布产生积极影响，可有效改善肠道微生态平衡。

　　五禽戏作为另一种具有传统中医特色的健身运动，能使人体胃肠蠕动频率加快，胃排空加快，各种消化腺分泌消化酶增加，肠鸣音增强，食欲增进，消化和吸收功能提高。同时由于腹式呼吸使膈肌活动幅度增强，腹腔内压力变化的幅度加大，使内脏器官相互挤压、摩擦，能有效促进内脏的血液循环，并通过内脏感受器的神经反射，调整胃肠功能。

　　太极拳作为我国传统的武术运动，注重于对情绪的控制和心态的调整，能有效调畅情志，缓解心理压力。通多太极拳运动，可使腹腔脏器受柔和、持久的按摩，改善肠道的传输功能；同时太极拳要求心静体松，情绪平和，在调节心理情志、调节自主神经功能紊乱方面作用明显，具有调畅情志、疏肝健脾之功，故对治疗功能性便秘非常有益。

参 考 文 献

[1] GALLEGOS-OROZCO J F, FOXX-ORENSTEIN A E, STERLER S M, et al. Chronic constipation in the elderly [J]. Am J Gastroenterol, 2012, 107 (1): 18 – 26.

[2] DROSSMAN D A. The functional gastrointestinal disorders and the Rome III process [J]. Gastroenterology, 2006, 130 (5): 1377 – 1390.

[3] 余芝, 徐斌. 针灸治疗慢性功能性便秘的临床优势与选穴规律分析 [J]. 针刺研究, 2016, 41 (4): 365 – 368.

[4] 陈永锋. 腹部推拿治疗老年功能性便秘 30 例 [J]. 中医外治杂志, 2011, 20 (5): 42 – 43.

[5] 王军, 李秋玲. 推拿治疗便秘 50 例临床报道 [J]. 按摩与导引, 2008, 24 (5): 29.

[6] 刘革兰. 艾姜熏蒸疗法对老年性便秘的护理疗效分析 [J]. 中医临床研究, 2014, 14 (5): 140 – 140.

[7] 李漾, 郑德采, 方芳, 等, 皂荚子熏蒸治疗气滞型功能性便秘 30 例 [J]. 新中医, 2009, 41 (4): 82 – 83.

[8] 王秀珍. 穴位艾灸治便秘 [J]. 中国针灸, 2002, 22 (8): 541.

[9] 刘仍军. 穴位艾灸治便秘 [J]. 中国民间疗法, 2017, 25 (1): 64.

[10] 周洪伟, 谢琪, 刘保延, 等. 八段锦对老年人身心健康影响的研究进展 [J]. 世界科学技术: 中医药现代化, 2016, 18 (4): 671 – 676.

[11] 孙红梅. 健身气功八段锦练习对老年人肠道菌群的影响 [J]. 中国运动医学杂志, 2012, 31 (11): 973 – 977.